科学出版社"十三五"普通高等教育本科规划教材

普通高等教育基础医学类系列配套教材

医用物理学实验

主　编　高　斌

副主编　奉　娇　陈　萍

科学出版社

北　京

内 容 简 介

  本书根据教育部颁发的物理学实验课程教学基本要求和实验课程建设标准，结合当前物理学实验教学改革的实际要求编写而成。本书将开设的实验项目按不同层次和要求而编写，层次分明、由浅入深，在编写时特别注重物理概念和定律的讲解，加强现代物理技术及医学应用的介绍，力求重点突出、概念清晰，以适应不同专业学生对物理学课程的要求。书中部分实验配有思考题，以便于读者更好地学习和掌握物理学实验的基本技能。

  本书可以作为高等医学院校各专业物理学实验的教材，也可以作为其他读者自学的参考书。

图书在版编目（CIP）数据

医用物理学实验 / 高斌主编. —北京：科学出版社，2019.8
ISBN 978-7-03-059613-0

Ⅰ. ①医… Ⅱ. ①高… Ⅲ. ①医用物理学–实验–高等学校–教材
Ⅳ. ①R312-33

中国版本图书馆CIP数据核字(2018)第271392号

责任编辑：王　颖 / 责任校对：郭瑞芝
责任印制：李　彤 / 封面设计：陈　敬

科 学 出 版 社 出版
北京东黄城根北街 16 号
邮政编码：100717
http://www.sciencep.com

北京中石油彩色印刷有限责任公司 印刷
科学出版社发行　各地新华书店经销
*

2019 年 8 月第 一 版　开本：787×1092　1/16
2023 年 8 月第五次印刷　印张：7 1/4
字数：160 000

定价：**29.80 元**
（如有印装质量问题，我社负责调换）

《医用物理学实验》
编写委员会

主　编
高　斌(重庆医科大学)

副主编
奉　娇(重庆医科大学)

陈　萍(重庆医科大学)

编　委
(按姓氏汉语拼音排序)

陈　萍(重庆医科大学)

陈龙聪(重庆医科大学)

奉　娇(重庆医科大学)

高　斌(重庆医科大学)

江奇锋(重庆医科大学)

李　贤(重庆医科大学)

苏爱华(重庆医科大学)

王洪雷(重庆医科大学)

熊兴良(重庆医科大学)

前　言

物理学是研究物质的基本结构、运动形式以及相互作用并以实验为主要研究手段的自然科学。

本书根据教育部颁发的物理学实验课程教学基本要求和实验课程建设标准,结合当前物理学实验教学改革的实际要求编写而成。全书将开设的实验项目按不同层次和要求而编写,层次分明、由浅入深,在编写时力求重点突出、概念清晰,以适应不同专业学生对物理学课程的要求。书中部分实验配有思考题,以便于读者更好地学习和掌握物理学实验的基本技能。本书的编写思路、结构设计和统稿由高斌、奉娇负责,王洪雷、陈萍参加了结构设计和统稿工作,熊兴良、江奇锋、苏爱华、陈龙聪、李贤参加了书稿的编写工作,参考文献和附录由王洪雷整理。

本书可以作为高等医学院校各专业物理学实验的教材,也可以作为其他读者自学的参考书。

限于我们的能力和水平,书中难免有不足之处,敬请广大读者批评指正。

编　者

2018 年 12 月

目　　录

第一章

基本测量及实验数据处理

实验 1-1 基本测量及实验数据处理方法

【实验目的】

(1) 掌握游标卡尺和螺旋测微器的测量原理和使用方法。

(2) 练习实验数据有效数字的记录和间接测量的误差计算。

【实验器材】

游标卡尺、螺旋测微器、圆柱体、钢球、圆筒等。

【实验原理】

由于常用于测量长度的米尺的最小分度一般是 1mm, 因此, 用它测长度时只能准确地读至毫米。如图 1-1-1 中箭头所示的读数是 21.2mm, 其中小数点后的"2"是估计出来的。所以, 它的测量数据只能记录到 0.1mm。若要更精确地测量, 则需使用精度更高的测量仪器(如游标卡尺和螺旋测微器等)。

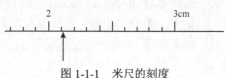

图 1-1-1 米尺的刻度

1. 游标卡尺

游标卡尺的结构如图 1-1-2 所示, 主要由与量卡 A、B 相连的主尺 D 和与量卡 A′、B′ 及深度尺 C 相连的游标 E 两大部分构成。游标 E 可紧贴着主尺滑动, 量卡 A 和 A′ 用来测量被测物体的厚度和外径, 而量卡 B 和 B′ 用于内径的测量, 深度尺 C 是专门用来测量槽的深度的。待测长度的读数值, 是由游标的"0"线与主尺的"0"线间的距离表示出来的。图中 G 为固定螺钉。

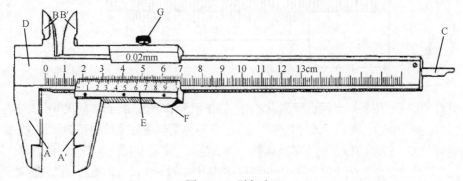

图 1-1-2 游标卡尺

游标卡尺的种类很多。它主要按照测量精度和主尺形状这两种方式进行分类。由于游标卡尺的测量精度是由游标分格数的多少来确定的, 因此, 游标卡尺按测量精度可分为 10 分格、20 分格和 50 分格等的游标卡尺(例如, 图 1-1-2 和图 1-1-3 为 50 分格); 游标卡尺按主尺形状又可分为直尺游标和弧尺游标(主尺是弧尺, 其刻度按度和分排列)。不过, 所有游标卡尺的测量原理和读数方法都是相同的。

本实验主要介绍直尺游标, 而弧尺游标见图 1-1-7 以及实验 4-3 所用的分光计。

游标卡尺的测量原理是: 游标上 P 个分格的总长度与主尺上$(P–1)$个分格的总长度相等。设 Y 代表主尺上最小刻度的长度, X 代表游标上一个分格的长度, 则有

$$PX=(P–1)Y$$

因此, 主尺上每分格长度与游标上每分格长度的差值(即游标卡尺的测量精度)ΔX 为

$$\Delta X = Y - X = \left(1 - \frac{P-1}{P}\right)Y = \frac{1}{P}Y \tag{1-1-1}$$

显然, 当 $Y=1mm$ 时, 10 分格游标卡尺的精度为 0.1mm。用此仪器量度时, 其测量数据可准确到 0.1mm。由式(1-1-1)可知, 对游标为 20 分格和 50 分格的仪器而言, 其精度分别为 0.05mm 和 0.02mm。

使用游标卡尺测量时, 被测物体的长度决定于主尺"0"刻线到游标"0"刻线间的距离。其读数的具体步骤为:

第一步读整数: 根据游标"0"线在主尺的位置读出被测量值的整毫米数 k。例如, 在图 1-1-3 中, $k=21$, $Y=1mm$, 所以, 整数 $l_0 = kY = 21.0mm$。

第二步读整小数: 当游标上的第 n 条线与主尺的某一条线重合时, 从游标上估读出毫米小数位上的读数 l'。例如, 在图 1-1-3 中游标上数值"4"后面的第 2 条刻线与主尺上的某一条线重合, $n=22$, $\Delta X=0.02mm$(50 分格的游标卡尺), 则 $l' = n\Delta X = 22 \times 0.02mm = 0.44mm$。

第三步整数加小数: 游标卡尺测量的长度 $L = l_0 + l' = 21.0mm + 0.44mm = 21.44mm$。

综上所述, 游标卡尺测量长度 L 的一般表达式为

$$L = kY + n\Delta X \tag{1-1-2}$$

为了读数方便, 游标上的刻线一般都标出了可直接读出的毫米以下的数值(而不是刻线序号)。使用时只需要读出游标"0"线前主尺刻线所示的整毫米数, 再加上与主尺某一刻线对齐的刻线所代表的毫米百分位数值即可, 如图 1-1-3 所示。

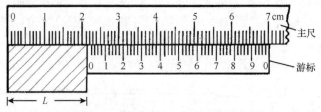

图 1-1-3　用游标卡尺测长度示意图

必须注意的是, 用游标卡尺进行测量之前, 应先把量卡合拢, 检查游标尺"0"线与主尺"0"线是否重合, 如不重合, 则记下此时的零点读数, 并对测量值进行系统误差的修正。量度时, 先拧开固定螺丝 G, 移动游标并记下零点读数。然后拉开, 使量卡轻轻地钳住待测物体, 再拧紧 G, 按上述正确的读数方法读数。注意: 不要将物体卡得过紧, 以免影响测量结果的准确度。

由于常用游标卡尺的估读误差都不大于 $\frac{1}{2}\Delta X$, 而且上述三种分格游标卡尺的 ΔX 分别

为 0.1mm、0.05mm 和 0.02mm, 所以, 它们的估读误差都在毫米的百分位上, 它们的读数结果都将记录至毫米的百分位上。

2. 螺旋测微器

螺旋测微器(又叫千分尺)是一种比游标卡尺更精确的测长仪器, 它的读数结果将记录至毫米的千分位上。它具有多种具体的种类, 而且不少测量仪器的读数机构常常直接利用它, 如测微显微镜等。

常用的螺旋测微器构造如图 1-1-4 所示, 其主要部分是一个螺旋杆主尺 C, 其螺距为 0.5mm(即主尺上下相邻两刻线的间距)。测量杆 B 和螺旋柄 D 相连。柄上附有圆周刻度(副尺)共 50 个分格。若螺旋柄 D 旋转一周, 测量杆 B 沿轴线方向移动 0.5mm。所以, 主尺上除横线下侧有毫米整数刻线外, 其上侧还标有毫米半整数刻线。当螺旋柄副尺 D 转过一个分格时, 测量杆 B 沿轴线方向移动 $\frac{0.5}{50}$mm = 0.01mm = 0.001cm, 这是螺旋测微器的精度。这也就是螺旋测微器所谓的机械放大原理。图 1-1-4 中的 "25mm" 为该螺旋测微器的最大量程。

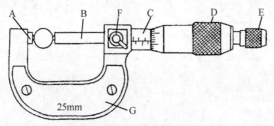

图 1-1-4　螺旋测微器

在测量时, 如果副尺 D 的某一刻线与螺旋测微器主尺的横线对齐, 先读出主尺的整半毫米数 n'(长刻线上下刻度总和), 再读出副尺上与主尺横线对齐的刻线标数 k', 则待测长度准确数字的普遍表达式为

$$L=(n' \cdot 0.5+k' \cdot 0.01)\text{mm} \tag{1-1-3}$$

注意: 以上读数是准确数字。由于所有仪器的读数中将带有一位估读数位, 因此, 螺旋测微器的测量数据也应该在准确数字读出后再估读一位数; 即实验数据应该记录至 0.001mm(即毫米的千分位上), 这正是 "千分尺" 名称的来历。如图 1-1-5(a)所示, L=4.324mm。如果副尺上的刻度刚好与轴向直线完全对齐, 则在准确数字后面加可疑数字 "0", 如图 1-1-5(b)所示, 图中 L=5.740mm。

使用螺旋测微器测量时, 要注意以下两点:

(1) 测量之前, 必须先记下零点读数。若副尺 D 上的 "0" 刻度线与主尺上轴向直线不重合, 则存在一个带有正负号的零点读数。它的正负号规定为: 如图 1-1-6(a)所示, 副尺 "0" 刻度在主尺轴向直线之下, 则零点读数为正。图 1-1-6(a)读数记为+0.015mm; 反之, 图 1-1-6(b)零点读数则为-0.017mm。在上述正负号的规定下, 测量值=仪器读数-(±零点读数)。

(2) 用螺旋测微器测量时, 先拨开旋钮 F, 旋转滚花鼓轮 D, 在测量杆 B 快接近待测物体时, 应停止旋转 D, 改为旋转其尾部的棘轮 E。当听到 "咔咔" 响声时即可立即停止旋转, 以免损坏仪器。同时, 只有这种正确的操作方法, 才能确保测量结果的准确性。

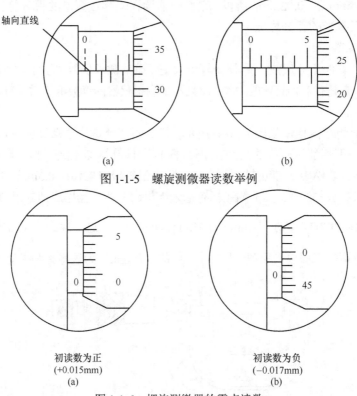

图 1-1-5　螺旋测微器读数举例

初读数为正
(+0.015mm)
(a)

初读数为负
(−0.017mm)
(b)

图 1-1-6　螺旋测微器的零点读数

【实验步骤】

1. 用游标卡尺测圆柱和圆筒

用游标卡尺分别测圆柱和圆筒的直径、高、内径各 8 次, 并填入表 1-1-1。计算其平均值、算术平均误差和修正后的平均值。

2. 螺旋测微器测球体

用螺旋测微器测钢球的直径 8 次, 考虑到钢球直径的不均匀性, 应在不同的方向上进行测量, 并填入表 1-1-2。然后, 计算出直径的平均值、算术平均误差和修正后的平均值。

【实验记录】

1. 游标卡尺测圆柱和圆筒

表1-1-1　游标卡尺测量结果　　　　零位读数L_0=_____cm

项目	次数								平均值 $\bar{X}$	修正后的平均值 $\bar{X}-L_0$
	1	2	3	4	5	6	7	8		
圆柱体高 H/cm										
圆柱直径 D/cm										
圆柱内径 R/cm										

2. 螺旋测微器测球体

表1-1-2　螺旋测微器测量结果　　　　零位读数L_0=_____cm

项目	次数								平均值 $\bar{X}$	修正后的平均值 $\bar{X}-L_0$
	1	2	3	4	5	6	7	8		
直径 D/cm										
体积 V/cm³										

【实验结论】

1. 游标卡尺的测量结果

(1) 绝对误差　$\Delta H = \dfrac{\sum\limits_{i=1}^{n}\left|\bar{H}-H_i\right|}{n} = $ _____。

测量结果：$H = \bar{H} \pm \Delta H = $ _____，$E_H = \dfrac{\Delta H}{\bar{H}} \times 100\% = $ _____。

(2) 绝对误差 $\Delta D = \dfrac{\sum\limits_{i=1}^{n}\left|\bar{D}-D_i\right|}{n} = $ _____。

测量结果 $D = \bar{D} \pm \Delta D = $ _____，$E_D = \dfrac{\Delta D}{\bar{D}} \times 100\% = $ _____。

(3) 绝对误差 $\Delta R = \dfrac{\sum\limits_{i=1}^{n}\left|\bar{R}-R_i\right|}{n} = $ _____。

测量结果 $R = \bar{R} \pm \Delta R = $ _____，$E_R = \dfrac{\Delta R}{\bar{R}} \times 100\% = $ _____。

2. 螺旋测微器的测量结果

(1) 平均值 $\bar{V} = \dfrac{\pi \bar{D}^3}{6} = $ _____。

(2) 错误计算公式 $\Delta V = \dfrac{\sum\limits_{i=1}^{n}\left|\bar{V}-V\right|}{n} = $ _____。

(3) 正确计算公式 $\Delta V = \dfrac{\pi}{2} \bar{D}^2 \Delta \bar{D} = $ _____。

(4) 测量结果 $V = \bar{V} \pm \Delta V = $ _____，$E_V = \dfrac{\Delta V}{\bar{V}} \times 100\% = $ _____。

图 1-1-7　思考题(1)图

【思考题】

(1) 如图 1-1-7 所示的圆弧尺。如主尺每小格为 1°，把主尺上 19 格分成 20 等份刻在弧形标上。当游标上第 8 条线与主尺某线重合，求此角大小。

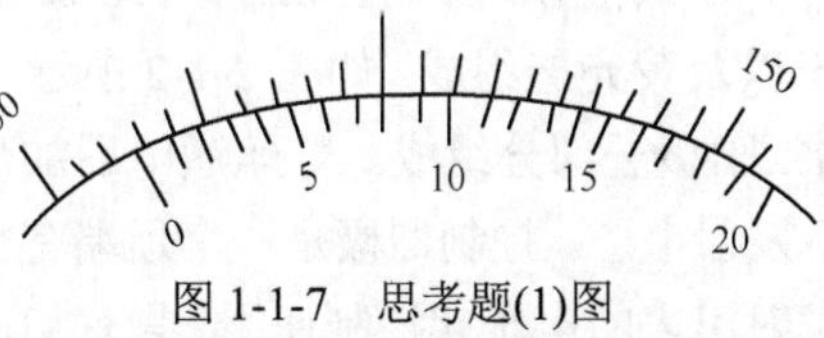

(2) 一游标卡尺的零点读数如图 1-1-8 所示，当测得某物长为 125.50mm 时，其实际长度为多少？

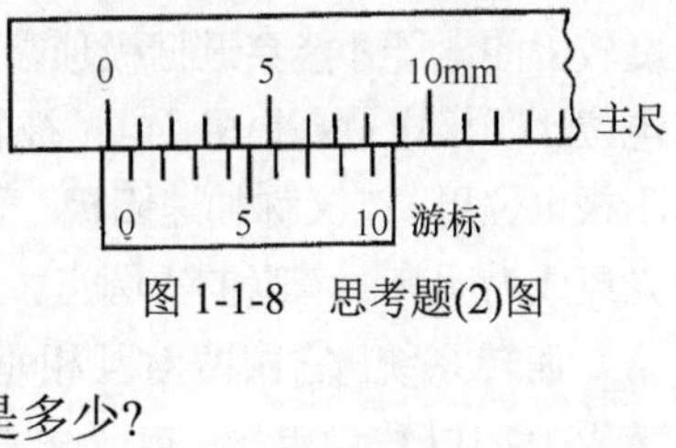

(3) 为什么在螺旋测微器测球体的测量数据处理过程中会有两个结果不同的绝对误差计算公式，它们正确和错误的依据是什么？

图 1-1-8　思考题(2)图

(4) 根据螺旋测微器的机械放大原理，试计算出螺旋测微器的机械放大倍数。同样，游标卡尺的机械放大倍数是多少？

(李　贤)

第二章

电学及测量仪器实验

实验 2-1　示波器的使用

示波器是一种用途广泛的电子测量仪器。它能把肉眼看不见的电信号变换成可见的波形，便于人们研究各种电信号的变化情况。利用示波器能观察电信号的波形，还可以用它测试各种不同的电学量，如电压、电流、频率、相位差等。

双踪示波器还可以测量两个信号之间的时间差，一些性能较好的示波器甚至可以将输入的电信号存储起来以备后续分析和比较使用。在实际应用中凡是能转化为电压信号的电学量和非电学量都可以用示波器来观测。

【实验目的】

(1) 了解示波器的基本结构和工作原理，掌握示波器的基本调节和使用方法。

(2) 学会使用常用信号发生器，掌握用示波器观察电信号波形的方法。

(3) 掌握用示波器测量电信号电压、周期和频率等电参量。

【实验器材】

YB43020B 双踪示波器、ES-1 信号发生器。

【实验原理】

1. 示波器基本结构

示波器主要由示波管、放大和衰减系统、触发扫描与整步装置系统和电源四部分组成(图2-1-1)。示波管是示波器核心部件，由电子枪、偏转系统以及荧光屏组成，如图 2-1-2 所示。

电子枪：由灯丝、阴极、控制栅极、第一阳极和第二阳极五部分组成。灯丝通电后加热阴极。阴极是一个表面涂有氧化物的金属圆筒，被加热后发射电子。控制栅极是一个顶端有小孔的圆筒，套在阴极外面。它的电位比阴极低，对阴极发射出来的电子起控制作用，只有初速度较大的电子才能穿过栅极顶端的小孔然后在阳极加速下奔向荧光屏(用辉度旋钮调节)。阳极电位比阴极电位高很多，电子被它们之间的电场加速形成射线。第一阳极也称聚集阳极，第二阳极电位更高，又称加速阳极。面板上的"聚集"调节，就是调第一阳极电位，使荧光屏上的光斑成为明亮、清晰的小圆点。有的示波器还有"辅助聚集"，实际是调节第二阳极电位。

偏转系统：它由两对互相垂直的偏转板组成，一对竖直偏转板，一对水平偏转板。在偏转板上加以适当电压，电子束通过时，其运动方向发生偏转，从而使电子束在荧光屏上产生的光斑位置也发生改变。

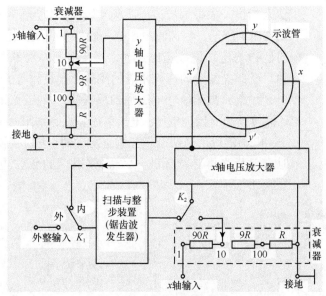

图 2-1-1　示波器结构框图

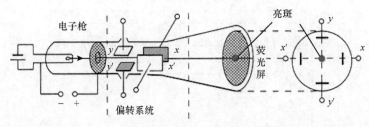

图 2-1-2　示波管

荧光屏: 屏上涂有荧光粉, 受高速电子撞击而产生荧光, 从而在屏上形成光斑。不同材料的荧光粉发光的颜色不同, 发光过程的延续时间(一般称为余辉时间)也不同。荧光屏前有一块透明的、带刻度的坐标板, 供测定光点的位置用。在性能较好的示波管中, 将刻度线直接刻在荧光屏玻璃内表面上, 使之与荧光粉紧贴在一起以消除视差, 光点位置可测得更准。

2. 示波器显示波形原理

(1) 竖直偏转板上加一交变的正弦电压或其他交变信号: 电子束所产生的亮点随电压的变化在 y 方向来回运动, 如果电压频率较高, 由于人眼的视觉暂留现象, 看到的则是一条竖直亮线, 其长度与正弦信号电压的峰-峰值成正比, 如图 2-1-3 所示。如果在水平偏转板上加一个正弦交流电压, 则会产生类似的情况, 只是光点在水平轴上移动罢了。

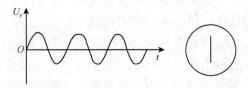

图 2-1-3　只在竖直偏转板上加正弦电压的情形

(2) 水平偏转板上锯齿波电压: 电子束在线性增大电压的作用下, 将匀速地从荧光屏左边运动到右边, 当电压恢复到起始值时, 电子束也回到起始位置, 这种周而复始的过程

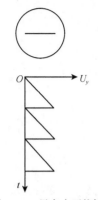

图 2-1-4   只在水平偏转板
上加锯齿波电压的情形

称为扫描。如果锯齿波电压频率较高,则会看到一根水平亮线,如图 2-1-4 所示。锯齿波电压值与时间变化成正比,而荧光屏上光点的位移与电压值成正比,因此荧光屏上的水平亮线可以代表时间轴。在此亮线上的任何相等的线段都代表相等的一段时间。

如果将被测信号电压加到垂直偏转板上(如正弦电压),同时在 x 偏转板加一锯齿电压,电子束在竖直、水平两个方向的力的作用下,电子的运动是两个相互垂直运动的合成。当两个信号周期相等时,在荧光屏上显示出一个完整周期的正弦电压波形图,如图 2-1-5 所示。

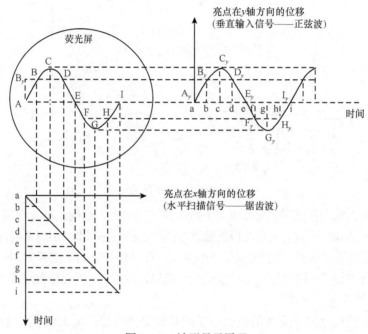

图 2-1-5   波形显示原理

3. 同步原理

同步的概念: 为了显示如图 2-1-5 所示的稳定图形,只有保证正弦波的周期与锯齿波的周期相等,从而亮点扫完了一个周期的正弦曲线时,由于锯齿波此时马上复原,所以亮点又回到 A 点,再次重复这一过程,光点所画的轨迹和第一周期的完全重合,所以在屏上显示出一个稳定的波形,这就是所谓的同步。由此可知同步的一般条件为: $T_x = nT_y$, $n = 1, 2, 3, \cdots$,其中 T_x 为锯齿波周期, T_y 为正弦周期。若 $n = 3$,则能在屏上显示出三个完整周期的波形。

如果被测信号电压的频率与锯齿波电压的频率不成整数倍数,则荧光屏上不能获得稳定的波形,屏上出现的是一移动着的不稳定图形。这种情形可用图 2-1-6 说明。设锯齿波形电压的周期 T_x 比正弦波电压周期 T_y 稍小,如 $T_x = nT_y$, $n = 7/8$。在第一扫描周期内,屏上显示正弦信号 0～4 点之间的曲线段; 在第二周期内, 显示 4～8 点之间的曲线段, 起点在 4

处; 第三周期内, 显示 8～11 点之间曲线段, 起点在 8 处。这样, 屏上显示的波形每次都不重叠, 好像波形在向右移动。同理, 如果 T_x 比 T_y 稍大, 则好像在向左移动。以上描述的情况在示波器使用过程中经常会出现。其原因是扫描电压的周期与被测信号的周期不相等或不成整数倍, 以致每次扫描开始时波形曲线上的起点均不一样。

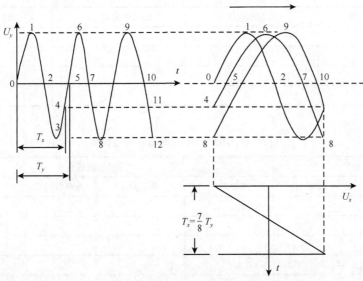

图 2-1-6　同步原理

4. 扫描同步调节

(1) 手动同步的调节: 为了获得一定数量的稳定波形, 示波器设有"扫描周期""扫描微调"旋钮, 用来调节锯齿波电压的周期 T_x(或频率 f_x), 使之与被测信号的周期 T_y(或频率 f_y)成整数倍关系, 从而在示波器屏上得到所需数目的完整被测波形。

(2) 自动触发同步调节: 输入 y 轴的被测信号与示波器内部的锯齿波电压是相互独立的。由于环境或其他因素的影响, 它们的周期(或频率)可能发生微小的改变。这时虽通过调节扫描旋钮使它们之间的周期满足整数倍关系, 但过一会儿可能又会变, 使波形无法稳定下来。这在观察高频信号时尤其明显。为此, 示波器内设有触发同步电路, 它从垂直放大电路中取出部分待测信号, 输入扫描发生器, 迫使锯齿波与待测信号同步, 此称为"内同步"。操作时首先使示波器水平扫描处于待触发状态, 然后使用"电平"(LEVEL)旋钮, 改变触发电压大小, 当待测信号电压上升到触发电平时, 扫描发生器才开始扫描。若同步信号是从仪器外部输入, 则称"外同步"。

【实验步骤】

(1) 熟悉示波器面板各旋钮的作用, 并将各旋钮、开关置于指定位置。详见本实验的附录"示波器常用功能"。

(2) 接通电源, 稍预热后, 输入幅度为 2V, 频率为 1kHz 的标准信号, 分别调节辉度、聚焦、水平位移、垂直位移等旋钮, 使光迹清晰并与水平刻度平行。

(3) 将信号发生器输出的频率为 500Hz 和 1000Hz 的正弦信号接入示波器, 通过调整相应的垂直增益开关和水平增益开关, 使波形在垂直方向不超出屏幕范围, 在水平方向能显示 1～2 个周期的波形。测量电压峰-峰值之间的垂直距离 y 及一个周期波形所对应的水平

距离 x，得出波形的电压幅度和周期。

【实验记录】

将实验数据记入表 2-1-1 和表 2-1-2 中。

表2-1-1　用示波器观察各种信号波形

信号发生器波形	示波器观察波形	波形幅度 V_{p-p}/V	波形周期 T/ms
正弦波			
方波			
三角波			
锯齿波			

表2-1-2　用示波器测量输入信号参数

输入信号		示波器测量值			
频率范围	波形	周期 T/ms	频率 f/Hz	波形幅度 V_{p-p}/V	有效值/V
100Hz 左右					
1kHz 左右					
10kHz 左右					
100kHz 左右					

【注意事项】

(1) 接通电源后，需预热 2～3min，等机内元件工作稳定后，再进行调试使用。

(2) 示波器电源打开后可连续使用，不要时开时关，以免高压对仪器造成损害，暂时不用时可将辉度调暗。辉度过大对荧光屏寿命有影响。

(3) 示波器显示的波形出现闪烁现象，这是显示屏上的荧光粉余辉时间过短造成的，属正常现象。

(4) 开机后不见水平亮线，原因可能为：光迹偏离或辉度过低或触发方式选择不当等。

(5) 示波器图形不稳定(图形左右移动、滚动)，检查电平锁定钮是否按下，检查触发源选择是否正确。

(6) 示波器荧光屏上不能长时间显示光点或扫迹，会引起示波管荧光涂层灼伤。

(7) 尽量减少示波器面板上各旋钮及开关拨动次数，以免缩短寿命。使用旋钮调节各量程时，切勿用力过猛，以免损坏旋钮或机内零件。

(8) 测量衰减时开关要由大到小进行调节，不能让波形扩大到荧光屏外，以免机内元件因过载而损坏。

(9) 测试前, 应首先估算被测信号的幅度大小, 若不明确, 应将示波器的 V/DIV 选择开关置于最大挡, 避免因电压过大而损坏示波器。

(10) 若图形的终点与起点间出现一条较暗的图线(回扫线), 说明辉度过大, 应调小至回扫线消失。

(11) 接线时不能用力拉扯, 以免损坏同轴电缆的接头。

(12) 示波器应避免在强磁场环境中工作, 因为外磁场会引起显示波形失真。

(13) 信号发生器(函数发生器)及直流稳压电源输出端不能短路, 否则仪器内部元件会烧坏。

【思考题】

(1) 用一台完好的示波器观察波形时, 若出现下列现象: ①屏幕上什么也看不见; ②只有一个亮点; ③有水平亮线, 但不出波形; ④有垂直亮线, 但不出波形; ⑤波形移动、不稳定。试解释可能的原因, 并在实验中验证。

(2) 怎样利用不同的触发方式和触发电平来调节出稳定的波形?

(3) 示波器除了测量电学信号外, 还可以用于测量哪些物理参数? 如超声波测声速或光速。

附录　示波器常用功能

示波器的种类、型号很多, 功能也不同, 但用法大同小异。这里不针对某一型号的示波器, 只是从概念上介绍示波器的常用功能(图 2-1-7)。

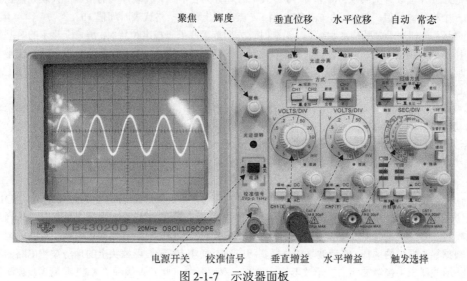

图 2-1-7　示波器面板

1. 荧光屏

荧光屏是示波管的显示部分。屏上水平方向和垂直方向各有多条刻度线, 指示出信号波形的电压和时间之间的关系。水平方向指示时间, 垂直方向指示电压。水平方向分为 10 格, 垂直方向分为 8 格, 每格又分为 5 份。垂直方向标有 0%、10%、90%、100%等标志, 水平方向标有 10%、90%标志, 供测直流电平、交流信号幅度、延迟时间等参数使用。根据被测信号在屏幕上占的格数乘以选择的比例常数(VOLTS/DIV, TIME/DIV)能得出电压值与时间值。

2. 示波管和电源系统

(1) 电源(power)。示波器主电源开关。当此开关按下时, 电源指示灯亮, 表示电源接通。

(2) 辉度(intensity)。旋转此旋钮能改变光点和扫描线的亮度。观察低频信号时可小些, 高频信号时大些。一般不应太亮，以保护荧光屏。

(3) 聚焦(focus)。聚焦旋钮调节电子束截面大小，将扫描线聚焦成最清晰状态。

(4) 标尺亮度(illuminance)。此旋钮调节荧光屏后面的照明灯亮度。正常室内光线下，照明灯暗一些好。室内光线不足的环境中，可适当调亮照明灯。

3. 垂直偏转因数和水平偏转因数

(1) 垂直偏转因数选择(VOLTS/DIV)和微调：在单位输入信号作用下，光点在屏幕上偏移的距离称为偏移灵敏度，这一定义对 x 轴和 y 轴都适用。灵敏度的倒数称为偏转因数。垂直灵敏度的单位是 cm/V、cm/mV 或者 DIV/mV、DIV/V，垂直偏转因数的单位是 V/cm、mV/cm 或者 V/DIV、mV/DIV。实际上因习惯用法和测量电压读数的方便，有时也把偏转因数当作灵敏度。

双踪示波器中每个通道各有一个垂直偏转因数选择波段开关。一般按 1、2、5 方式从 5mV/DIV 到 5V/DIV 分为 10 挡。波段开关指示的值代表荧光屏上垂直方向一格的电压值。例如，波段开关置于 1V/DIV 挡时，如果屏幕上信号光点移动一格，则代表输入信号电压变化 1V。

每个波段开关上往往还有一个小旋钮，微调每挡垂直偏转因数。将它沿顺时针方向旋到底，处于"校准"位置，此时垂直偏转因数值与波段开关所指示的值一致。逆时针旋转此旋钮，能够微调垂直偏转因数。垂直偏转因数微调后，会造成与波段开关的指示值不一致，这点应引起注意。许多示波器具有垂直扩展功能，当微调旋钮被拉出时，垂直灵敏度扩大若干倍(偏转因数大幅度缩小)。例如，如果波段开关指示的偏转因数是 1V/DIV，采用×5 扩展状态时，垂直偏转因数是 0.2V/DIV。

在做数字电路实验时，在屏幕上被测信号的垂直移动距离与+5V 信号的垂直移动距离之比常被用于判断被测信号的电压值。

(2) 时基选择(TIME/DIV)和微调：时基选择和微调的使用方法与垂直偏转因数选择和微调类似。时基选择也通过一个波段开关实现，按 1、2、5 方式把时基分为若干挡。波段开关的指示值代表光点在水平方向移动一个格的时间值。例如，在 1μs/DIV 挡，光点在屏上移动一格代表时间值 1μs。

"微调"旋钮用于时基校准和微调。沿顺时针方向旋到底处于校准位置时，屏幕上显示的时基值与波段开关所示的标称值一致。逆时针旋转旋钮，则对时基微调。旋钮拔出后处于扫描扩展状态。通常为×10 扩展，即水平灵敏度扩大 10 倍，时基缩小到 1/10。例如，在 2μs/DIV 挡，扫描扩展状态下荧光屏上水平一格代表的时间值等于 $2μs×(1/10)=0.2μs$。

示波器的标准信号源 CAL，专门用于校准示波器的时基和垂直偏转因数。例如，COS5041 型示波器标准信号源提供一个 $V_{P-P}=2V$、$f=1kHz$ 的方波信号。

示波器前面板上的位移(position)旋钮调节信号波形在荧光屏上的位置。旋转水平位移旋钮(标有水平双向箭头)左右移动信号波形，旋转垂直位移旋钮(标有垂直双向箭头)上下移动信号波形。

4. 输入通道和输入耦合选择

(1) 输入通道选择：输入通道至少有三种选择方式：通道 1(CH1)、通道 2(CH2)、双通道(DUAL)。选择通道 1 时，示波器仅显示通道 1 的信号。选择通道 2 时，示波器仅显示通道 2 的信号。选择双通道时，示波器同时显示通道 1 信号和通道 2 信号。测试信号时，首先要将示波器的地与被测电路的地连接在一起。根据输入通道的选择，将示波器探头插到相应通道插座上，示波器探头上的地与被测电路的地连接在一起，示波器探头接触被测点。示波器探头上有一双位开关。此开关拨到"×1"位置时，被测信号无衰减送到示波器，从荧光屏上读出的电压值是信号的实际电压。此开关拨到"×10"位置时，被测信号衰减为 1/10，然后送往示波器，从荧光屏上读出的电压值乘以 10 才是信号的实际电压值。

(2) 输入耦合方式：输入耦合方式有三种选择：交流(AC)、地(GND)、直流(DC)。当选择"地"时，扫描线显示出"示波器地"在荧光屏上的位置。直流耦合用于测定信号直流绝对值和观测极低频信号。交流耦合用于观测交流和含有直流成分的交流信号。在数字电路实验中，一般选择"直流"方式，以便观测信号的绝对电压值。

5. 触发

被测信号从 y 轴输入后，一部分送到示波管的 y 轴偏转板上，驱动光点在荧光屏上按比例沿垂直方向移动；另一部分分流到 x 轴偏转系统产生触发脉冲，触发扫描发生器，产生重复的锯齿波电压加到示波管的 x 偏转板上，使光点沿水平方向移动，两者合一，光点在荧光屏上描绘出的图形就是被测信号图形。由此可知, 正确的触发方式直接影响到示波器的有效操作。为了在荧光屏上得到稳定的、清晰的信号波形, 掌握基本的触发功能及其操作方法是十分重要的。

(1) 触发源(source)选择: 要使屏幕上显示稳定的波形, 则需将被测信号本身或者与被测信号有一定时间关系的触发信号加到触发电路。触发源选择确定触发信号由何处供给。通常有三种触发源: 内触发(INT)、电源触发(LINE)、外触发(EXT)。

内触发使用被测信号作为触发信号, 是经常使用的一种触发方式。由于触发信号本身是被测信号的一部分, 在屏幕上可以显示出非常稳定的波形。双踪示波器中通道1或者通道2都可以选作触发信号。

电源触发使用交流电源频率信号作为触发信号。这种方法在测量与交流电源频率有关的信号时是有效的。特别在测量音频电路、闸流管的低电平交流噪声时更为有效。

外触发使用外加信号作为触发信号, 外加信号从外触发输入端输入。外触发信号与被测信号间应具有周期性的关系。由于被测信号没有用作触发信号, 所以何时开始扫描与被测信号无关。

正确选择触发信号对波形显示的稳定、清晰有很大关系。例如, 在数字电路的测量中, 对一个简单的周期信号而言, 选择内触发可能好一些, 而对于一个具有复杂周期的信号, 且存在一个与它有周期关系的信号时, 选用外触发可能更好。

(2) 触发耦合(coupling)方式选择: 触发信号到触发电路的耦合方式有多种, 是为了触发信号的稳定、可靠。这里介绍常用的几种。

AC 耦合又称电容耦合。它只允许用触发信号的交流分量触发, 触发信号的直流分量被隔断。通常在不考虑直流耦合(DC)分量时使用这种耦合方式, 以形成稳定触发。但是如果触发信号的频率小于10Hz, 会造成触发困难。

直流耦合不隔断触发信号的直流分量。当触发信号的频率较低或者触发信号的占空比很大时, 使用直流耦合较好。

低频抑制(LFR)触发时触发信号经过高通滤波器加到触发电路, 触发信号的低频成分被抑制; 高频抑制(HFR)触发时, 触发信号通过低通滤波器加到触发电路, 触发信号的高频成分被抑制。此外还有用于电视维修的电视同步(TV)触发。这些触发耦合方式各有自己的适用范围, 需在使用中去体会。

(3) 触发电平(level)和触发极性(slope): 触发电平调节又叫同步调节, 它使得扫描与被测信号同步。电平调节旋钮调节触发信号的触发电平。一旦触发信号超过由旋钮设定的触发电平时, 扫描即被触发。顺时针旋转旋钮, 触发电平上升; 逆时针旋转旋钮, 触发电平下降。当电平旋钮调到电平锁定位置时, 触发电平自动保持在触发信号的幅度之内, 不需要电平调节就能产生一个稳定的触发。当信号波形复杂, 用电平旋钮不能稳定触发时, 用释抑(hold off)旋钮调节波形的释抑时间(扫描暂停时间), 能使扫描与波形稳定同步。

极性开关用来选择触发信号的极性。拨在"+"位置上时, 在信号增加的方向上, 当触发信号超过触发电平时就产生触发。拨在"−"位置上时, 在信号减少的方向上, 当触发信号超过触发电平时就产生触发。触发极性和触发电平共同决定触发信号的触发点。

6. 扫描方式(sweep mode)

扫描有自动(auto)、常态(norm)和单次(single)三种扫描方式。

自动: 当无触发信号输入, 或者触发信号频率低于50Hz时, 扫描为自激方式。

常态: 当无触发信号输入时, 扫描处于准备状态, 没有扫描线。触发信号到来后, 触发扫描。

单次: 单次按钮类似复位开关。单次扫描方式下, 按单次按钮时扫描电路复位, 此时准备灯亮。触发信号到来后产生一次扫描。单次扫描结束后, 准备灯灭。单次扫描用于观测非周期信号或者单次瞬变信号, 往往需要对波形拍照。

上面扼要介绍了示波器的基本功能及操作。示波器还有一些更复杂的功能, 如延迟扫描、触发延迟、x-y 工作方式等, 这里就不介绍了。示波器入门操作是容易的, 真正熟练则要在应用中掌握。值得指出的是, 示波器虽然功能较多, 但许多情况下用其他仪器、仪表更好。例如, 在数字电路实验中, 判断一个脉宽较窄的单脉冲是否发生时, 用逻辑笔就简单得多; 测量单脉冲脉宽时, 用逻辑分析仪更好一些。

(熊兴良)

实验 2-2　万用电表的使用

万用电表是一种直读式多用途的电学量测试仪表, 可分为指针式和数字式两大类, 虽然它们都可以用来测量直流电压和电流、交流电压和电流、电阻等电学量, 还可以用于测试各种晶体管元器件的性能参数等, 但是它们的内部结构却不是完全相同的。

【实验目的】

(1) 掌握万用电表测量电子元器件和电压、电流的基本原理和方法。

(2) 学会万用电表的使用。

(3) 了解指针式万用表和数字式万用表的相同之处和不同之处。

【实验器材】

万用电表(指针式和数字式)、交直流电源、不同阻值的电阻若干(电阻电路板)、晶体二极管、晶体三极管、稳压二极管、发光二极管、导线、开关等。

【实验原理】

1. 指针式万用表

主要部件是一个高灵敏度的磁电系测量机构(俗称表头)。它是根据通电线圈在磁场中转动的原理制成的。当磁力的转矩与电表游丝的扭力矩平衡时, 电表指示出一个稳定的示数, 而且线圈转动的角度 θ 与通过线圈中的电流强度 I_g 成正比

$$\theta = kI_g \tag{2-2-1}$$

式中, k 为仪器常数, 单位为 A^{-1}(当电流强度 I_g 单位为 A 时)。另外, 表头的满度电流和电压都很小(在微安和毫伏量级)。

(1) 电流表的基本原理: 为了使表头能够测量较大的电流, 需要并联一分路电阻 R, 如图 2-2-1 所示。由图 2-2-1 可知

$$(I - I_g)R = I_g R_g$$

$$R = \frac{I_g R_g}{I - I_g} \tag{2-2-2}$$

式中, R_g 是表头内阻; I_g 是表头满度电流; I 是加分路后的满量程值; R 是并联分路电阻。

$$I = I_g \left(1 + \frac{R_g}{R}\right)$$

(2) 电压表的基本原理: 将表头串联适当电阻就组成具有一定量程的直流电压表, 如图 2-2-2 所示。由图可得

$$U - U_g = I_g R_s = U_s$$

$$R_s = \frac{U - U_g}{I_g} = \frac{U}{I_g} - R_g \tag{2-2-3}$$

$$U = I_g (R_g + R_s)$$

式中, R_s 为需要串联的电阻; U 是扩程后的满量程电压值。若再给直流电压表附加一整流电路, 则可构成一个能测量交流电压的交流电压表。

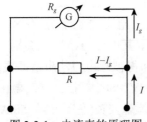

图 2-2-1　电流表的原理图

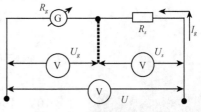

图 2-2-2　电压表的原理图

(3) 电阻表(欧姆表)的基本原理: 将电流表装以适当的直流电源, 则可做成电阻表, 如图 2-2-3 所示。R_x 为待测电阻, R 为限流电阻, R_g 为表头内阻, R' 为调零电位器。由欧姆定律可得

$$E = I_g(R_x + R_g + R' + R)$$

$$R_x = \frac{E}{I_g} - (R_g + R' + R) \tag{2-2-4}$$

欧姆挡调零后:

$$R_x = \frac{E}{I_g'} \tag{2-2-5}$$

从式(2-2-4)、式(2-2-5)明显可知, 电阻表的待测电阻 R_x 与表头满度电流 I_g 不是线性关系, 调零后, R_x 与 I_g' 成反比, 所以电阻表的刻度是非均匀分布的。

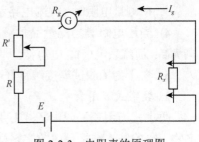

图 2-2-3　电阻表的原理图

1) 当 $R_x = 0$ (即两测量棒短路)时, 流过电流计的电流 I_g 应该为满量程值(即为电阻表的零刻度值)。如果此时未对准满量程值(即电阻表的零位), 则须调整调零电位器 R'。

2) 当 $R_x \to \infty$ (即两测量棒开路)时, 流过电流计的电流 I_g 应该为零(即为电阻表的 ∞ 位)。

3) 当 $R_x = R_g + R' + R$ 时, 流过电流计的电流 I_g 应该为满量程值的一半, 此时表头的指针在正中间。因此, 电阻 $R_g + R' + R$ 的阻值被称为中值。为了保证电阻表读数的准确性, 应该尽量在中值附近读数。一般选择在 0.1~10 倍中值之间进行电阻测量。

(4) 指针式万用表的面板图: 图 2-2-4 是 MF-30 型指针式万用表的面板图。可将它分成上、中、下三个大部分: ①面板的上部为读数部分; ②面板的中部主要给出了万用表的规格、型号及性能参数, 另外, 在中部的中央有一开槽螺头, 用以调节表的机械零位; ③面板的下部是待测的类型/量程选择开关、电阻表 0 位调节旋钮(右上)、测量棒接入插孔(左为负, 右为正)。

1) 读数面板: 在选择电阻类测量时, 其读数为最上面一行分度(Ω栏)。分度尺右端标有Ω字样; 在选择测量交、直流电压及电流(交流 10V 除外)时, 其读数为第二行分度。这行分度的左端标有 "≈" 符号, 其右端标有 "mA" 字样, 表示在进行交直流测量时都读这行分度; 在测量 0~10V 交流电压时, 读第三行分度。在这行分度的左、右两端都标有 "10V"符号。第四行分度用于测分贝值, 两端标有 "dB" 字样。下面的 "A-V-Ω" 字样, 表示这

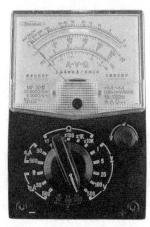

图 2-2-4　MF-30 型指针式万用表的面板图

种电表是电流表、电压表及电阻表的组合表。

2) 类型和量程选择旋钮: 电阻类(Ω 上方)有 ×1、×10、×100、×1k、×10k 挡。选取其中任一挡时, 将该挡对应的数字与读数面板的读数相乘, 即得被测电阻的阻值。直流电压类(右方)有 1V、5V、25V、100V、500V 挡。交流电压类(下方)有 10V、100V、500V 挡。直流毫安类(左下方)有 5mA、50mA、500mA 挡。直流微安类(左上方)有 50μA、500μA 挡。

注意: 除了电阻阻值的测量外, 其他任何一种测量的任意挡数值皆表示其满量程分度值。在测量时, 要求根据被测量类型和估计的量值大小, 选择相应的类型及量程。在接入万用表之前, 应该仔细检查所选类型和量程是否与被测量相对应, 在证实无误后, 方可接入万用表进行测量。

在使用万用表的操作过程中, 必须特别注意以下几点, 否则可能会损坏万用表。

1) 在测量电压时电压表与被测电路并联, 若测量直流电压还要注意正负极性。正端(红表笔)接于被测电路的高电势端, 而负端(黑表笔)接于被测电路的低电势端。

2) 在测量电流时, 电流表必须与被测电路串联, 还要注意正负极性, 并选择好量程, 否则可能会损坏万用表。

3) 在测量电阻时, 被测电路不能带电源, 并且要脱离其他回路。

4) 当用电阻类挡测量晶体管和电解电容等元件时, 要注意此时测试笔中黑表笔(−)端电势高, 而红表笔(+)端电势低, 即黑表笔为正, 红表笔为负。

5) 禁止为了测试笔接触良好而用双手按住测试笔的两端, 这样既不准确又不安全。

2. 数字式万用表

数字式万用表又叫电子式万用表, 它是当今电子集成电路技术和电子显示技术发展的产物。它的基本结构是由数字采样电路、计算电路和显示部分组成的。在数字式万用表的测量输入端, 被测量的各种模拟信号首先被万用表内部的模数转换电路采样成数字信号, 然后再通过数字电路的计算, 最后以电子编码方式在终端显示屏上以数字方式显示结果。数字式万用表的显示屏通常采用液晶显示器, 它具有耗电低和数字显示清楚等特点。数字式万用表是真正意义上的直读式万用表, 它所测量后的数值都是以屏幕上数字显示的方式出现的, 非常直观。加上输入端的阻抗较高(一般大于 10MΩ), 所以, 其测量精度很高。在使用数字式万用表时, 通常对其结构类型和量程等有以下选择:

(1) 电源开关: 数字式万用表是需要有电源才能工作的, 一般在使用之前已在数字式万用表内装上了电池, 打开电源开关即能开始进行各种测量。

(2) 测量电阻类: 电阻类挡位上标有 "Ω" 字样, 一般在 200Ω～200MΩ 范围内分为 7 挡。同样, 在使用时应根据实际测量的范围选择挡位。现在很多类型的数字式万用表具有自动调零电路, 无须进行手工调零。

(3) 直流电压类: 直流电压类挡位上标有 "V" 或 "DCV" 字样, 一般在 200mV～1000V 范围内分为 5 挡。可测量不同强度的直流电压。

(4) 交流电压类: 交流电压类挡位上标有 "V" 或 "ACV" 字样, 一般在 200mV～750V 范围内分为 5 挡。可测量不同强度的交流电压。

(5) 直流电流类: 直流电压类挡位上标有 "A" 或 "DCA" 字样, 一般在 2mA～20A 范围内分为 4 挡。可测量不同强度的直流电流。

(6) 交流电流类: 交流电压类挡位上标有 "A" 或 "ACA" 字样, 一般在 2mA～20A 范围内分为 4 挡。可测量不同强度的交流电流。

(7) 晶体管 hFE 类: 这个挡位上标有 "hFE" 字样, 在插孔端还标有 NPN 或 PNP 的晶体管类型与 E(发射极)、B(基极)和 C(集电极)三极的具体插入位置。正确地插入晶体三极管后, 则可测量出晶体三极管的 hFE 参数。

(8) 电容类测量: 数字式万用表通常还设有测量电容器电容的挡位。在测量插座处标有 "CX" 字样, 一般在 20mF～2nF 范围内分为 5 挡, 可测量不同容量的电容器量值。

(9) 晶体二极管测量类: 此挡标有 "----" 和 "—" 符号, 只有一挡, 主要用于测量晶体二极管的 PN 结和集成电路以及一般电路的通路状况, 当被测量电路近似短路时, 万用表将发出 "鸣鸣" 声。

数字式万用表与指针式万用表在电阻类和晶体管类测量时, 其测试笔的电势状态不一样: 数字式万用表的红表笔(+)端电势高, 黑表笔(–)端电势低, 即红表笔为正, 黑表笔为负(注意: 指针式万用表的表笔状态正好与此相反!)

在数字式万用表的下部一般有 4 个输入孔, 标有 "COM" 字样的为公共端; 标有 "VΩ" 字样的插孔用于测量电压、电阻和晶体管 PN 结; 而标有 "mA" 字样的插孔用于测量毫安级电极; 标有 "20A" 字样的插孔用于测量大于 200mA 而小于 20A 的电流。

【实验步骤】

1. 交流电压的测量

(1) 类型选择: 将万用表的类型/量程选择旋钮置于交流电压类的适当量程。选择交流 500V 挡。

(2) 测量内容: 测量市电交流电压(注意: 人体的任何部分不得接触测量电路中的任何金属部分, 否则将危及生命)。重复测量 6 次, 将测量结果记入表 2-2-1 中。

2. 直流电压的测量

(1) 类型选择: 将万用表的类型/量程选择旋钮置于直流电压类的适当量程。若能估计被测量值的大小, 则可选择相应的量程; 否则, 先置于最大量程挡, 用试探法进行测量。

(2) 指针式万用表的读数法: 除电阻类测量外, 其余各类被测量各挡指示数都是面板分度的最大值。例如, 若选择直流电压类 5V 挡, 则最大分度数 500 相当于 5V, 分度数 400 处相当于 4V, 余类推(注意: 数字式万用表只需调到相应挡位即可直读)。

(3) 实验电路: 按图 2-2-5 把 4 个电阻串联后再接到直流电源上。

(4) 测量内容: 将指针式万用表并联接入电路, 注意: 万用表正端接高电势端, 万用表负端接低电势端, 图 2-2-5 给出的是测量电阻 R_2 两端电压的实际例子。按图 2-2-5 的接法测量每个电阻上的电压 U_i, 并测量 4 个电阻串联的总电压 $U_串$, 同时将数据记

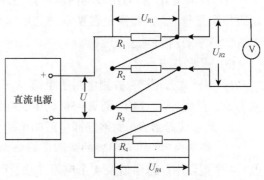

图 2-2-5 直流电压测量电路图

录于表 2-2-2 中。

3. 直流电流的测量

(1) 类型选择: 将类型/量程选择旋钮置于直流电流类, 若能估计被测电流的大小, 可选择相应的量程, 否则从大到小地用试探法进行测量。

(2) 读数方法: 量程各挡的数值是最大量程, 读数方法类似于直流电压测量的读数方法。

(3) 电路连接: 按图 2-2-6 所示, 将万用表以串联的方式接于被测电路中。

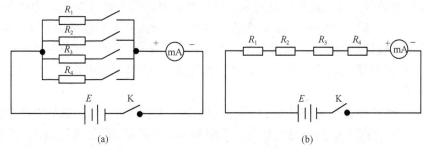

图 2-2-6 直流电流测量电路图

(4) 测量内容。

1) 在选择好万用表的类型/量程旋钮后, 可将万用表接入电路中。在断电的情况下, 断开被测电路的任一点接入电流表。图 2-2-6(a)所示的例子为测量 4 个电阻并联后总电流的情况; 图 2-2-6(b)所示的例子为测量 4 个电阻串联后总电流的情况。接入万用表时, 应保证表的正端接近电源的正极, 负端接近电源的负极。注意: 在接入电表经检查无误后, 再打开电源开关, 读下并联电路的总电流 $I_并$, 并记入表 2-2-3 中。

2) 分别断开图 2-2-6(a)中 R_1、R_2、R_3、R_4 接入万用表, 测出各支路中的电流强度 I_{Ri}(注意: 在测量 I_{R1} 时, R_2、R_3 和 R_4 必须同时接上, 其他情况类似), 并记入表 2-2-3 中。

3) 将 2 个电阻串联, 如图 2-2-6(b)所示, 按上述方法测出串联时的电流强度 $I_串$, 记入表 2-2-3 中。

注意: 在本实验中, 由于实验设计的需要, 在做直流电压和直流电流测量时, 必须保证直流电源的输出电压不变, 否则不能完成实验数据处理中要求的任务。

4. 电阻的测量

(1) 量程选择: 将类型/量程选择开关置于电阻类型适当量程挡。

(2) 零位调节: 将万用表的两测量棒短路, 将零位调节旋钮调准零位。注意: 指针式万用表每次测量之前, 特别是在换不同的量程时, 必须进行电阻挡零位调节。数字式万用表如有自调零的则无须这个过程。

(3) 读数方法

1) 指针式万用表: 被测电阻的阻值 R_x=分度值×量程值。例如, 某一次测量的分度读数为 50, 量程为×10 挡, 则 R_x=50×10=500Ω, 余类推。

2) 数字式万用表: 调整好挡位后即可测量并直接读数。

(4) 测量内容: 将万用表的两测量棒分别接触每只电阻的两端, 依次测出 4 个电阻的阻值、4 个电阻串联总阻值及 4 个电阻并联总阻值, 并记录于表 2-2-4 中。

5. 晶体二极管和三极管的测量

(1) 晶体二极管的测量

1) 晶体二极管简介: 二极管根据半导体 PN 结的结构可分为点接触型和面接触型; 按制作材料不同又可分为锗管和硅管。目前, 大部分使用的二极管常采用硅材料的晶体管。另外, 二极管以制造工艺上和功能上的不同, 可制成整流二极管、高频二极管、光敏二极管、发光二极管及稳压二极管等。

2) 测量: 二极管的主要特性为单向导电, 即正向导通、反向截止。用指针式万用表的电阻类 $R \times 100$(或 $R \times 1k$)挡(数字式万用表用晶体管测量类挡)两表笔接到二极管两端, 记录此时的阻值, 然后对换测试表笔, 再次记录数据, 将测量结果记入表 2-2-5 中, 以此实验数据可判断二极管正向端和反向端以及二极管的好坏。发光二极管和稳压二极管也可以用上述步骤测量, 并记录入表 2-2-5 中。

(2) 晶体三极管的测量

1) 三极管简介: 三极管同二极管一样, 也是由半导体 PN 结构成的。三极管按制造工艺不同分为 PNP 型和 NPN 型两大类结构, 同样可用万用表来测量, 并根据测量数据判断三极管类型和管脚。在测试之前, 必须了解三极管具有的普通特征。如图 2-2-7 所示, PN 结的导通电压一般是 $0.5 \sim 0.9V$(硅管); 三极管基极(b)到发射极(e)的反向击穿电压一般在 $5 \sim 8V$; 基极(B)至集电极(C)的反向击穿电压通常在几十伏到上千伏。万用表 MF-30 型的内部电源分别使用了 1.5V 和 15V(10k 挡)的电池, 数字式万用表的内部电源采用 9V 电池。

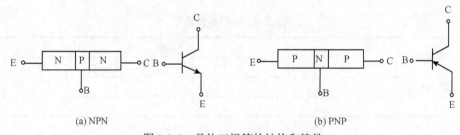

(a) NPN   (b) PNP

图 2-2-7　晶体三极管的结构和符号

2) 测量: 在了解这些信息后, 则可以通过有关的测量数据来判断晶体三极管的好坏和三极管的管脚。例如, 用指针式万用表的黑表笔固定于三极管的一脚, 用红表笔测量另外两个脚; 若均为低电阻值, 再用红表笔固定于该管脚, 用黑表笔测量另外两个脚, 若均为高阻隔值, 则此管脚即为基极, 且该三极管为 NPN 型。再例如, 知道基极到发射极的反向击穿电压是 $5 \sim 8V$, 而基极至集电极的反向击穿电压在几十伏以上, MF-30 型指针式万用表 10k 电阻类挡内部电池是 15V, 如果通过上述测量找到基极(NPN 型), 接下来把红表笔接于基极, 用电表 10k 挡把黑表笔分别测量另外两个脚, 就会发现因万用表的电压高于基极到发射极的反向击穿电压, 基极到发射极的反向会被"软击穿", 此时在万用表上可测量出电阻, 而基极到集电极因反向击穿电压高且不能被"软击穿", 此时在万用表上会呈现出无穷大的电阻。以此可判断出该三极管的发射极。利用上述测量方法测量和判断三极管各管脚, 并将测量结果记入表 2-2-6 中。

【实验记录】

表2-2-1 交流电压测量数据

待测量	次数								平均值
	1	2	3	4	5	6	7	8	
量程/V									
测量值/V									

表2-2-2 直流电压测量数据

待测量	直流电压					
	U_{R1}	U_{R2}	U_{R3}	U_{R4}	$U'_{串}$	$U_{串}$
量程/V						
测量值/V						

表2-2-3 直流电流测量数据

待测量	直流电流					
	I_{R1}	I_{R2}	I_{R3}	I_{R4}	$I'_{并}$	$I_{并}$	$I_{i串}$
量程/mA						
测量值/mA						

表2-2-4 电阻测量数据

待测量	电阻							
	R_1	R_2	R_3	R_4	$R'_{串}$	$R'_{并}$	$R_{串}$	$R_{并}$
量程($R_\times$)								
测量值/Ω								

表2-2-5 二极管的测量与判别

二极管名称	正向电阻/kΩ	反向电阻/kΩ	极性	好坏

表2-2-6 三极管的测量与判别

名称(型号)	R_{BE}/kΩ	R_{BC}/kΩ	R_{CB}/kΩ	R_{EB}/kΩ	R_{CE}/kΩ	类型

【实验结果】

1. 交流电的测量

(1) $\Delta U = \dfrac{\displaystyle\sum_{i=1}^{n}\left|\overline{U}-U_i\right|}{n} = $ _____。

(2) $U = \overline{U} \pm \Delta U = $ _____。

(3) $E_U = \dfrac{\Delta U}{\overline{U}} \times 100\% = $ _____。

2. 直流电压测量

数据处理：计算出 $U'_{串} = U_{R1} + U_{R2} + U_{R3} + U_{R4}$ 并与实测值 $U_{串}$ 进行比较，从而验证串联电路的分压原理，并计算出相对误差。

$$E_{U串} = \frac{\left|U'_{串}-U_{串}\right|}{U'_{串}} \times 100\% = \underline{\qquad}。$$

3. 直流电流测量

数据处理：计算出 $I'_{并} = I_{R1} + I_{R2} + I_{R3} + I_{R4}$，并与实测值 $I_{并}$ 进行比较，以验证分流原理，并计算出相对误差。

$$E_{I并} = \frac{\left|I'_{并}-I_{并}\right|}{I'_{并}} \times 100\% = \underline{\qquad}。$$

4. 电阻的测量

数据处理：由 R_1、R_2、R_3、R_4 的测量值计算出 4 个电阻的串联阻值 $R'_{串}$ 及 4 个电阻的并联阻值 $R'_{并}$，并与实测值 $R_{串}$ 及 $R_{并}$ 进行比较，以计算值 $R'_{串}$ 和 $R'_{并}$ 为标准计算其相对误差。

$$相对误差 = \frac{\left|计算值-实测值\right|}{计算值} \times 100\%$$

(1) $E_{R串} = \dfrac{\left|R'_{串}-R_{串}\right|}{R'_{串}} \times 100\% = $ _____。

(2) $E_{R并} = \dfrac{\left|R'_{并}-R_{并}\right|}{R'_{并}} \times 100\% = $ _____。

5. 晶体管的测量和差别

(1) 二极管极性的测量与判别(表 2-2-5)。

(2) 三极管类型的测量与判别(表 2-2-6)。

【思考题】

(1) 万用表主要由哪几个部分组成？指针式和数字式万用表是否必须有电源才能使用？

(2) 指针式万用表和数字式万用表测量电阻时，是否需要调零？是否可用万用表的欧姆挡测量带电的电阻？有何后果？

(3) 当 $R_x = R_g + R' + R$ 时，流过电流计的电流 I_g 应该为满量程值的一半，为什么？

(4) 用万用表测量电流时应该注意什么？(否则可能会损坏仪器)。

(5) 并联电路的电压和串联电路的电流各有什么规律？

(6) 电阻表的刻度为什么是非均匀分布的？

(王洪雷)

第三章

液体特性实验

实验 3-1　液体黏滞系数的测定

流体在某一定速度流动时会产生分层现象，各流体层的流速不同，流体的相邻流层之间的接触面上会形成一对阻碍两流层相对运动的摩擦力，它们大小相等方向相反：流速较慢的流层对相邻流速较快的流层起阻碍作用，这种阻碍作用对流速较慢的流层来说是一个推动作用，流体力学中把这一对力称为内摩擦力或黏滞阻力，流体所具有的这种性质称为黏滞性。流体的黏滞性随流体种类的不同而变化，而且同种流体在不同温度下黏滞性也发生变化。

黏滞系数是液体的重要物理参数，表征液体的黏稠度。在用管道输送液体时要根据输送液体的流量、压力差、输送距离及液体黏滞系数，设计输送管道的口径。因此，研究并测定流体的黏滞性在医学、水利、材料、化学、机械工业以及国防建设中都有重要意义。

由牛顿流体的黏滞定律直接测量流体的黏滞系数难度很大，因此，实际测量中一般采用间接测量的方法。目前测量液体黏滞系数的方法有很多，如用奥斯特瓦尔德(Ostwald)黏度计法(简称奥氏黏度计法)、落球法、落针法、转叶法等。

本实验将从奥氏黏度计法、落球法等入手来测量液体的黏滞系数。

【实验目的】

(1) 学会正确使用温度计、秒表。

(2) 学会使用奥氏黏度计法测定液体的黏滞系数的原理和方法。

(3) 掌握激光光电计时仪的使用方法。

(4) 学会使用落球法测定不同温度下蓖麻油的黏滞系数的原理和方法。

(5) 研究液体黏滞系数在不同温度下的变化规律。

【实验仪器】

奥氏黏度计、黏度计架、橡皮管、量筒、烧杯、秒表、移液管、洗耳球、小钢球、游标卡尺、温度计(公用)、蓖麻油(适量)、蒸馏水和 100%乙醇各 150mL、VM-1 落球法黏滞系数测定仪、螺旋测微器、液体密度计、激光光电计时仪、镊子、天平。

【实验原理】

流体力学中的黏滞定律告诉我们：黏滞力 f 的大小与所取流层的面积 Δs 和流层之间的速度随位置的变化率 $\mathrm{d}v/\mathrm{d}r$ 的乘积成正比，即 $f = \eta \Delta s\, \mathrm{d}v/\mathrm{d}r$，其中 η 为黏滞系数，其国际单位是 Pa·s，黏滞系数 η 与流体的性质以及流体所处的温度有关，就液体而言，其黏滞系数随温度的升高而减小。

1. 奥氏黏度计法测量液体的黏滞系数

泊肃叶(Jean-Louis-Marie Poiseuille, 1799~1869, 法国生理学家)研究血液在血管内的流动时发表了《小管径内液体流动的研究》(1840~1841)一文，该文中提到了后来人们熟知的泊肃叶定律。由泊肃叶定律可知，当不可压缩的液体在一段水平圆形管道中做稳定流动时，流量为 Q，t 秒内流出圆管的液体体积为 V，它们之间的关系如下式：

$$Q = \frac{V}{t} = \frac{\pi R^4 \Delta P}{8 \eta L} \tag{3-1-1}$$

式中，R 为管道的截面半径；L 为管道的长度；η 为流动液体的黏滞系数；ΔP 为管道两端液体的压强差。如果事先测出 V、R、ΔP、L 各物理量，则可求得液体的黏滞系数，其表达式可以表示为

$$\eta = \frac{\pi R^4 \Delta P}{8 V L} t \tag{3-1-2}$$

由此可见，流量 Q 是由液体的黏滞系数 η、管子的几何形状和管子两端压强差 ΔP 等因素共同决定的。

泊肃叶定律可以近似地用于讨论人体的血液流动。但应指出，由于血管具有弹性，与刚性的管子不同，其半径是可变的，因此流阻会随血管半径的变化而变化，这一变化也会影响到血液的流量 Q。泊肃叶定律是流体动力学的一个重要定律，常用于测定流体的黏滞系数、血液流动分析、药物分析和制剂，是医学生和药学生感兴趣的物理知识。遵循定律的适用条件，科学地使用泊肃叶定律，将促进医学、药学的研究和发展。

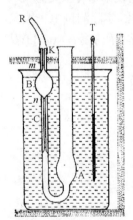

图 3-1-1　奥氏黏度计

为了尽可能减小在测量过程中引入的误差，奥斯特瓦尔德(德国籍物理化学家，1853~1932)根据式(3-1-2)设计出一种 U 形管状黏度计(图 3-1-1)，一边较粗，一边较细，m、n 处均有一刻度线，B 和 A 处均为玻璃泡，C 处为毛细管。T 为温度计，R 为橡胶软管，K 为奥氏黏度计细端口。奥氏黏度计制作容易，操作简便，具有较高的测量精度，特别适用于黏滞系数小的液体，如水、汽油、酒精、血浆或血清等的研究。

实验过程中将采用比较法来测量液体的黏滞系数。取一种已知黏滞系数 η_1 的液体和一种待测黏滞系数 η_2 的液体，在同样条件下取同体积的两种液体，在重力的作用下两种液体通过奥氏黏度计的毛细管，使液面由 m 处下降到 n 处，分别测出两种液体下落过程所需的时间 t_1 和 t_2，设两种液体的密度分别为 ρ_1、ρ_2。可得下式：

$$\eta_1 = \rho_1 g \Delta h \frac{\pi R^4 t_1}{8 V L} \tag{3-1-3}$$

$$\eta_2 = \rho_2 g \Delta h \frac{\pi R^4 t_2}{8 V L} \tag{3-1-4}$$

式中，Δh 为黏度计两管液面的高度差，它随时间连续变化，由于两种液体流过毛细管有同

样的过程, 所以由式(3-1-3)和式(3-1-4)相比可得

$$\frac{\eta_1}{\eta_2} = \frac{\rho_1 t_1}{\rho_2 t_2}$$

$$\eta_2 = \eta_1 \frac{\rho_2 t_2}{\rho_1 t_1} \tag{3-1-5}$$

因此, 我们在实验时只要测出等量液体流液面由 m 下降到 n 的时间 t_1 和 t_2, 根据已知数据 ρ_1、ρ_2、η_1, 即可求出待测液体的黏滞系数 η_2。实验时, 将奥氏黏度计放入盛水的水槽中, 以保持测量时温度的恒定。温度可由插入水槽内的温度计读出, 黏度计可用附在支架上的夹子固定, 使其保持竖直方向放置。

2. 落球法(沉降法)测量液体黏滞系数

当物体在液体中运动时, 将受到与运动方向相反的摩擦阻力的作用, 这种力即为黏滞阻力。它是由黏附在物体表面的液层与邻近的液层相对运动速度不同引起的, 其微观机理都是分子之间以及在分子运动过程中形成的分子团之间的相互作用力。不同的液体这种不同液层之间的相互作用力大小是不相同的。所以黏滞阻力除与液体的分子性质有关外, 还与液体的温度、压强等有关。对于蓖麻油而言, 在室温附近温度每改变 1℃, 黏滞系数值改变约 10%。因此, 测定液体在不同温度的黏滞系数有很大的实际意义, 欲准确测量液体的黏滞系数, 必须精确控制液体温度。本实验研究金属小球在蓖麻油中运动的情况(图 3-1-2)。

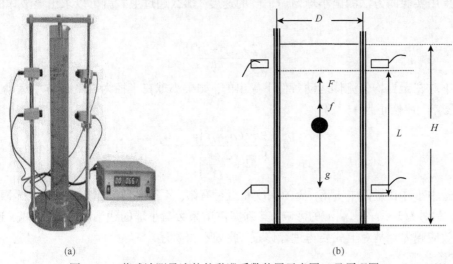

图 3-1-2　落球法测量液体的黏滞系数装置示意图(a)及原理图(b)

假设小球在"无限广延"的黏滞液体中以不太大的速度直线下落, 作用于小球上的黏滞阻力大小可由斯托克斯定律得出

$$F = 6\pi\eta r v$$

式中, η 为液体的黏滞系数; r 为圆球的半径; v 为小球下降的速度。上述公式成立须满足如下条件:

(1) 介质的不均一性与球体的大小相比是很小的。

(2) 球体仿佛是在"无限广延"的介质中下降。

(3) 球体是光滑且刚性的。

(4) 介质不会在球面上滑过。

(5) 球体运动很慢，故运动时所遇的阻力系由介质的黏滞性所致，而不是因球体运动所推向前行的介质的惯性所产生。

当小球在黏滞液体中垂直下降时，除受黏滞阻力以外，还要受到自身的重力 mg(竖直向下)和液体对它的浮力 f(竖直向上)的作用，如果以 m 和 ρ 分别表示小球的质量和密度，ρ' 表示液体密度，那么这三个力的大小可用下述各式计算：

$$mg = \frac{4}{3}\pi r^3 \rho g$$

$$f = \frac{4}{3}\pi r^3 \rho' g$$

$$F = 6\pi \eta r v$$

由此可列出小球运动的动力学方程

$$mg - F - f = mg$$

式中，mg、f 为恒量，F 随小球运动速度 v 的增加而增加，小球运动的加速度将逐渐减小，当 F 增大到 $F = mg - f$ 时，小球开始匀速下降，速度 v 可由下式求出：

$$6\pi \eta r v = \frac{4}{3}\pi r^3 (\rho - \rho') g$$

如果用实验的方法测出小球匀速下降的速度，那么通过上式就可以求出该液体的黏滞系数为

$$\eta = \frac{2}{9} \frac{r^2 (\rho - \rho') g}{v}$$

上式是小球在无界均匀流体运动条件下导出的，如果小球在半径为 D 的流体中运动，考虑界面的影响，应修正为

$$\eta = \frac{2}{9} \frac{r^2 (\rho - \rho') g}{\left(1 + \dfrac{2.4r}{D}\right) v} \tag{3-1-6}$$

实验中小球在量筒中下落，筒的深度和直径有限，不符合斯托克斯定律的"无限广延"的假设，另外有时须考虑湍流的影响，其判据雷诺系数与小球的线半径、速度有关，速度越大湍流效应越大。故对上式要再进行修正，此处不再赘述。

【实验步骤】

1. 奥氏黏度计法测量液体的黏滞系数

(1) 用玻璃烧杯盛清水置于桌上待用，并使其温度与室温相同，洗涤黏度计，特别要把毛细管洗净、弄干、放入盛水的烧杯中并使之竖直地夹在试管架上。停留 5~10min。

(2) 用移液管经黏度计粗管端注入约 7mL 水。用洗耳球将水压入细管刻度 C 刻度线以上，用手指压住细管口，以免液面下降。注意不可使液体吸入洗耳球内。

(3) 松开手指，液面下降，当液面下降至刻度 m 时，启动秒表，在液面经过刻度 n 时停止秒表，记下时间 t_1。

(4) 重复步骤(2)、(3)测量 8 次，要求各次的时间相差不超过 1s，取 t_1 平均值。

(5) 用乙醇溶液清洗黏度计两次。

(6) 取 7mL 乙醇作同样实验，求出时间 t_2 的平均值。

(7) 将乙醇溶液倒出回收，用蒸馏水洗净黏度计并放好。

(8) 利用式(3-1-5)计算 η_2。

(9) 要求相对误差 $E < 5\%$，否则重做。

2. 落球法测量液体的黏滞系数

(1) 调节量筒所在的底盘水平，在仪器横梁中间部位放重锤部件，缓慢调节底盘旋钮，使重锤底端对准底盘的中心圆点。

(2) 将实验架上的两激光器接通电源，使其红色激光束平行且对准锤线。

(3) 将重锤部件收起，把盛有待测液体蓖麻油的量筒放置到实验架底盘中央，并在实验过程中保持位置不变。

(4) 小球用乙醇溶液清洗干净，并用滤纸吸干表面液体。在实验架上放上钢球导管。

(5) 将小球放入钢球导管，看其能否遮挡光线，如果不能遮挡，则适当调整激光器放置的位置。

(6) 用温度计测量蓖麻油的温度 T_1，在全部小球下落完后再测一次油温 T_2，取其平均值。

(7) 测量上下两激光束之间的距离 L。

(8) 将小球放入钢球导管，当小球落下，遮挡上面的红色激光束，秒表开始计时，到小球落到遮挡下面的红色激光束时，停止计时，读出下落时间 t，重复 6 次。

(9) 计算蓖麻油的黏滞系数，将测量结果与已知结果进行比较。

【数据记录与处理】

1. 奥氏黏度计法测量液体的黏滞系数

将实验数据填入表 3-1-1。

表3-1-1　奥氏黏度计法测量黏滞系数表

次数	水流过 m、n 所用时间 t_1 /s	乙醇溶液流过 m、n 所用时间 t_2 /s
1		
2		
3		
4		
5		
6		
7		
8		
平均		

温度 $T=$ _____℃；水的密度 $\rho_1=$ _____kg/m³；

乙醇溶液的密度 $\rho_2=$ _____kg/m³；

水的黏滞系数 $\eta_1=$ _____Pa·s；

乙醇溶液黏滞系数 $\overline{\eta}_2 = \dfrac{\rho_2 \overline{t_2}}{\rho_1 \overline{t_1}} \eta_1 =$ _____Pa·s；

相对误差 $E = \dfrac{|\overline{\eta_2} - \eta_0|}{\eta_0} \times 100\% = $ _____ 。

η_0 为乙醇溶液的黏滞系数之标准值, 从表 3-1-4 中可以查得。

给出实验结果: $\eta_2 = \overline{\eta_2} \pm \Delta\eta_2$, 要求物理单位正确、有效数字表述正确。

2. 落球法测量液体的黏滞系数

将实验数据填入表 3-1-2 和表 3-1-3。

表3-1-2　落球法测量黏滞系数表

(小球的密度 $\rho' = 7.90 \times 10^3\,\mathrm{kg/m^3}$, 蓖麻油的密度 $\rho = 0.958 \times 10^3\,\mathrm{kg/m^3}$)

需测量的物理量	测量次数					平均值
	1	2	3	4	5	
圆筒直径 D/cm						
下落距离 L/cm						
小球直径 d/cm						

表3-1-3　实验过程中小球下落的时间($T_1 = $_____℃, $T_2 = $_____℃)

次数	1	2	3	4	5	6	7	8
t/s								

(1) $\overline{t} = \dfrac{\sum t_i}{6}$ 利用公式(3-1-6)计算 $\overline{\eta}$ 。

(2) $\Delta\eta = |\eta - \eta_0|$ 。

$E_\eta = \dfrac{\Delta\eta}{\eta_0} \times 100\%$, η_0 为测量室温下液体黏滞系数的已知结果。

(3) 给出实验结果: $\eta = \overline{\eta} \pm \Delta\eta$, 要求物理单位正确、有效数字表述正确。

【注意事项】

(1) 避免捏破黏度计, 黏度计下端弯曲部分很易折断, 操作时不要用双手分持两管, 也不要用一只手紧捏两管, 只捏住粗管子一边即可。

(2) 当黏度计注入水(或乙醇溶液)时, 不要让气泡进入管内, 放置黏度计要求正、直。在测量过程中注意减少乙醇溶液的温度变化及乙醇溶液中的气泡, 为此需尽早将乙醇溶液倒入量筒内。

(3) 在实验进行过程中, 用洗耳球将待测液压入细管时, 防止液体被压出黏度计或被吸入洗耳球内。

(4) 避免在整个实验过程中黏度计的温度发生变化, 若温度变化 1℃ 时应重做实验。操作时不要用手长时间地触摸黏度计和水槽。

(5) 尽量使小球沿筒的轴线下降。

(6) 上述流体黏度计算公式, 必须在小球达到临界速度的条件下成立, 即小球在做匀速运动。判断方法是: 向下改变 A 的位置, 若测得小球速度与 A 的位置无关, 表明已达到临界速度值。

【思考题】

(1) 在毛细管法中,要求对两种不同液体所加体积相等,为什么?

(2) 沉降法中,为什么要求小球沿轴线下降?A 点位置必须距离液面一定距离?

(3) 本实验中如果钢球表面粗糙,对实验会有影响吗?

(4) 激光束为什么一定要通过玻璃圆筒的中心轴?

(5) 本实验中不少的同学每次测量的时间完全一样,由此你能够对电子计时仪器提出什么要求?

(6) 如何判断小球在做匀速运动?

附录 1 水和乙醇溶液不同温度对应的密度和黏滞系数(表 3-1-4)

表3-1-4 水和乙醇溶液不同温度对应的密度和黏滞系数

温度/℃	ρ_1 / (kg / m³)	ρ_2 / (kg / m³)	η_1 / (Pa·s)	η_2 / (Pa·s)
0	0.99987×10^3	0.80625×10^3	1.794×10^{-3}	1.773×10^{-3}
1	0.99993×10^3	0.80541×10^3	1.732×10^{-3}	1.747×10^{-3}
2	0.99997×10^3	0.80457×10^3	1.674×10^{-3}	1.711×10^{-3}
3	0.99999×10^3	0.80374×10^3	1.619×10^{-3}	1.676×10^{-3}
4	1.00000×10^3	0.80290×10^3	1.568×10^{-3}	1.655×10^{-3}
5	0.99999×10^3	0.80207×10^3	1.519×10^{-3}	1.623×10^{-3}
6	0.99997×10^3	0.80123×10^3	1.473×10^{-3}	1.591×10^{-3}
7	0.99993×10^3	0.80039×10^3	1.429×10^{-3}	1.542×10^{-3}
8	0.99988×10^3	0.79956×10^3	1.387×10^{-3}	1.527×10^{-3}
9	0.99981×10^3	0.79872×10^3	1.358×10^{-3}	1.481×10^{-3}
10	0.99973×10^3	0.79785×10^3	1.310×10^{-3}	1.466×10^{-3}
11	0.99963×10^3	0.79704×10^3	1.274×10^{-3}	1.422×10^{-3}
12	0.99952×10^3	0.79535×10^3	1.239×10^{-3}	1.408×10^{-3}
13	0.99940×10^3	0.79520×10^3	1.206×10^{-3}	1.366×10^{-3}
14	0.99927×10^3	0.79451×10^3	1.175×10^{-3}	1.330×10^{-3}
15	0.99913×10^3	0.79367×10^3	1.145×10^{-3}	1.308×10^{-3}
16	0.99897×10^3	0.79283×10^3	1.116×10^3	1.286×10^{-3}
17	0.99880×10^3	0.79198×10^3	1.088×10^{-3}	1.264×10^{-3}
18	0.99862×10^3	0.79114×10^3	1.060×10^{-3}	1.242×10^{-3}
19	0.99843×10^3	0.79029×10^3	1.034×10^3	1.221×10^{-3}
20	0.99823×10^3	0.78945×10^3	1.009×10^{-3}	1.200×10^{-3}
21	0.99802×10^3	0.78860×10^3	0.984×10^{-3}	1.179×10^{-3}
22	0.99780×10^3	0.78775×10^3	0.961×10^{-3}	1.158×10^{-3}
23	0.99757×10^3	0.78691×10^3	0.938×10^{-3}	1.137×10^{-3}
24	0.99732×10^3	0.78606×10^3	0.916×10^{-3}	1.116×10^{-3}
25	0.99707×10^3	0.78522×10^3	0.895×10^{-3}	1.096×10^{-3}
26	0.99681×10^3	0.78437×10^3	0.875×10^{-3}	1.076×10^{-3}
27	0.99654×10^3	0.78352×10^3	0.855×10^{-3}	1.057×10^{-3}
28	0.99626×10^3	0.78267×10^3	0.836×10^{-3}	1.039×10^{-3}
29	0.99597×10^3	0.78182×10^3	0.818×10^{-3}	1.021×10^{-3}
30	0.99557×10^3	0.78037×10^3	0.800×10^{-3}	1.003×10^{-3}
31	0.99537×10^3	0.78012×10^3	0.783×10^{-3}	0.985×10^{-3}

续表

温度/℃	$\rho_1 / (kg/m^3)$	$\rho_2 / (kg/m^3)$	$\eta_1 / (Pa \cdot s)$	$\eta_2 / (Pa \cdot s)$
32	0.99505×10^3	0.77927×10^3	0.767×10^{-3}	0.967×10^{-3}
33	0.99472×10^3	0.77841×10^3	0.751×10^{-3}	0.949×10^{-3}
34	0.99440×10^3	0.77756×10^3	0.736×10^{-3}	0.931×10^{-3}
35	0.99406×10^3	0.77671×10^3	0.721×10^{-3}	0.914×10^{-3}

注: ρ_1 为水的密度, ρ_2 为乙醇溶液的密度。η_1 为水的黏滞系数, η_2 为乙醇溶液的黏滞系数。密度单位为 kg/m^3 黏滞, 系数单位为 $Pa \cdot s$。

附录2 血液黏度的测定

1. 测定血液黏度的原理和方法

(1) 原理: 血液是红细胞、白细胞、血小板和血浆组成的一种悬浮液, 其黏度很大。在正常生理条件下, 人体血液的黏度为水的 2～5 倍。当血液的黏度发生改变时一般都伴随着很多疾病的发生, 临床表现的缺血性脑卒中、心肌梗死、冠心病、肺心病、血栓闭塞性脉管炎、肿瘤、多发性骨髓炎、原发性巨球蛋白血症等, 会使人体内全血、血浆黏度迅速增高; 当人体内全血、血浆黏度降低时, 患者临床现象可以表现为出血性脑卒中、上消化道出血、子宫出血、出血性休克等。因此, 在临床医学中, 测定全血和血浆的黏度之比, 已成为血液流变学检查的一项重要指标参数。

取一定体积的全血, 设通过毛细血管所需的时间 t_b; 取相同体积的血浆, 设通过同一毛细管所需时间 t_p; 取相同体积的生理盐水, 设通过同一毛细管所需时间 t_w, 我们可以得到相应的黏度比。

全血的黏度比

$$\eta_b = \frac{t_b}{t_w} \tag{3-1-7}$$

血浆的比黏度

$$\eta_p = \frac{t_p}{t_w} \tag{3-1-8}$$

人体血液的黏度比, 除受测量所处温度的影响外, 还因被测者的性别、生活地区等因素的不同而有所差异。

(2) 测量方法: 用自动电子计时黏度计在 27.0℃ 的恒温下, 分别测出同体积的生理盐水、家鸽(根据实际情况取样: 家鸽、小白鼠等, 本实验以家鸽为例)的全血、血浆通过毛细管所需的时间, 根据式(3-1-7)、式(3-1-8)两式分别计算出被测者的全血、血浆的黏度比。

2. 具体实施的准备过程

(1) 标本的准备和制作: 家鸽全血、血浆的标本必须在课前制备好, 制作的方法是: 取家鸽一只, 用肝素(1000U/mL)以 1kg(体重): 1mL 的比例, 从家鸽静脉注入, 进行全身抗凝, 然后从家鸽颈动脉放血, 每只家鸽可得动脉血 15～30mL, 用试管分装备用, 按需要量取部分血, 经离心机以 3000r/min 的转速离心20min, 用吸管取出血浆备用。每实验小组需全血、血浆各 3～5mL, 当天做实验, 当天取血。

(2) 实验仪器: 自动电子计时黏度计是通过测定一定体积的液体在一定压力和恒温条件下, 流经一定长度和一定内径的玻璃毛细管所需的时间来测定液体的比黏度的一种生物物理仪器, 自动计时。一次测量时间比较短, 测试样品可以回收。备有专制毛细管, 用垂直式毛细管可测定高切变血液比黏度, 用水平式毛细管可测定低切变血液比黏度和血浆、血清比黏度。这种黏度计是临床医学中用来测定血液、血浆、血清黏度比的一种常用黏度计, 也可用来测定其他液体的黏度比。

3. 实验步骤

(1) 打开自动电子计时黏度计, 调整控温旋钮, 使水箱温度控制在 27.0℃, 并将测试用生理盐水、家鸽全血、血浆置于恒温水箱中。

(2) 用滴管取生理盐水, 冲洗垂直式毛细管和水平式毛细管各 3 次后, 分别测出两个电极(或两个刻痕)之间同体积的生理盐水分别流过垂直式毛细管和水平式毛细管所需的时间各 3 次, 并计算出其平均值 t_w、

t_w'。

(3) 用滴管取家鸽全血注入垂直式毛细管,测出同体积的家鸽全血通过它所需的时间 3 次,取其平均值 t_b,计算出兔全血的比黏度 η_b。

(4) 用滴管取家鸽血浆注入水平式毛细管,测出同体积的家鸽血浆通过水平式毛细管所需时间 3 次,取其平均值 t_p,计算出家鸽血浆的比黏度 η_p。

(5) 当标本注入毛细管后不能自流,或同一样品的测量数值相差大于 0.5s 以上,表示毛细管不清洁,需重新用生理盐水冲洗后再做。

(6) 测量完毕后,立即用生理盐水把毛细管冲洗干净。

(王洪雷)

实验 3–2　液体表面张力系数的测定

液体表面层内分子相互作用的结果使得液体表面自然收缩,犹如张紧的弹性薄膜。由于液面收缩而产生的沿着切线方向的力称为表面张力。图 3-2-1 为说明液体表面张力存在的示意图。金属框 $GABE$ 上有一根可沿 AG 和 BE 滑动的金属丝 CD,金属框上蒙上一层液膜,要维持液膜的大小不变,必须在 CD 上施以适当外力 F,外力 F 与液体表面 T 大小相等、方向相反,当撤去外力 F 时,表面张力的作用会使 CD 向 AB 滑动,使液体表面收缩到最小。

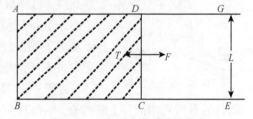

图 3-2-1　表面张力系数的测定

【实验目的】

(1) 了解朱利秤的构造和使用方法。

(2) 用朱利秤测量蒸馏水或乙醇的表面张力系数。

【实验器材】

朱利秤、砝码、游标卡尺、温度计、U 形金属框、酒精灯、烧杯、镊子、蒸馏水、乙醇。

【实验原理】

1. 测量原理

从物理学知识可知,力 F 与边界长度 L 成正比,即

$$F = \alpha L \tag{3-2-1}$$

比例系数 α 称为液体的表面张力系数,单位为 N/m(牛/米)。实验表明,α 与液体种类、纯度、温度和液面上方的气体成分有关,液体温度越高,α 值越小,液体含杂质越多。只要上述条件保持一定,则 α 是一个常数,所以测量 α 时要记下当时的温度和所用液体的种类及纯度。

实验研究表明,液体表面张力存在于液膜表面内且垂直于边界。当液膜为孤立液膜时,因有两个液体表面,故

$$F = 2\alpha L \tag{3-2-2}$$

测量液体表面张力系数的方法有朱利秤法、扭秤法、毛细管法和液滴法等。

朱利秤法测量液体表面张力系数的基本原理是由该装置中的弹簧秤测量浸入液体中U形金属框拉出的孤立液膜的表面张力，再测量出金属框中液膜边界长度 L 后，最后由式(3-2-2)算出液体的表面张力系数。

2. 朱利秤

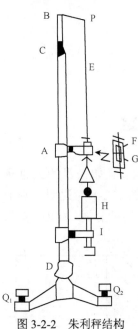

图 3-2-2 朱利秤结构

朱利秤的主要结构如图 3-2-2 所示，实际上它是一支倒置的弹簧秤，其中弹簧 E 挂在与 B 管相连的支架的 P 点，B 管套在同轴的固定在角架上的 A 管内，B 管上刻有以毫米为单位的刻度，A 管上端有对准 B 管的 10 个分度的游标刻度，与 B 管构成精度为0.1mm 的游标尺，旋动调节旋钮 D 可使 B 管相对于 A 管升降，其相对位置可借助游标尺准确地读出。

A 管中部缚有一夹具，夹住一根中部带有圆形刻线的短玻璃管 G，弹簧下端挂有上下端均为挂钩的金属杆 F，F 的杆体表面标有以中间为分界线的红白两色，在校对零点或进行测量时，此分界线始终应对准短玻璃管的刻线，作为弹簧秤的视在零位，并始终保持动态对准此零位。弹簧秤的伸长，即 B 管相对于 A 管的上升高度，可从游标尺读出。

朱利秤三角支架的水平状态可通过调节 Q_1 和 Q_2 实现，以保证测量的精度。该水平状态的标志是金属杆 F 从短玻璃管 G 的正中央无接触地通过。

A 管中下部有另一夹具，夹住可使平台 H 升降的螺旋升降机构，H 的升降可由旋钮 I 来调节，平台 H 上置盛待测液体的烧杯，借 H 的升降以保证弹簧在相对自由状态(浸入液体的金属框无液膜形成)时对准该装置的零位。

如果弹簧在力 F 作用下的伸长量为 Δx，根据胡克定律：$F = k\Delta x$，则式(3-2-2)可写为

$$\alpha = \frac{k\Delta x}{2L} \tag{3-2-3}$$

式中，表面张力系数 α 的单位为 N/m(牛/米)；k 为弹簧的弹性系数，单位为 N/m(牛/米)；L 为U 形金属框的宽度，单位为 m(米)。

【实验步骤】

1. 测量弹簧的弹性系数 k

(1) 按图 3-2-2 安装好仪器。

(2) 调节仪器三角支架上的 Q_1 和 Q_2，按仪器描述中的要求，使仪器处于水平状态。

(3) 在金属杆 F 下挂上秤盘，调节 D 使仪器处于零位状态(金属杆 F 的分界线与玻璃管G 的刻线重合)，并由 A、B 管上的读数装置读得零位读数 x_0，填于表 3-2-1 中。

(4) 分别在秤盘上加上质量为 1g、2g、3g 的砝码，并分别调节 D 使之对准零位(金属杆 F 分界线与玻璃管 G 的刻线重合)，分别读出各次的游标读数 x，计算各次的弹簧秤伸长量 Δx，并填入表 3-2-1 中，根据胡克定律就可以求出弹性系数 k，并求其平均值 k。

2. 测量水的表面张力系数

(1) 取下砝码。

(2) 用游标卡尺测量 U 形金属框臂长宽度, 并将实验数据记于表 3-2-2 中。

(3) 用镊子夹住 U 形金属框放在酒精灯上烧红各个部分, 待冷却后挂于秤盘下端的挂钩上, 以达到去污的效果, 并初步对准零位。

(4) 重新调节 Q_1 和 Q_2, 使金属杆 F 在短玻璃管 G 的中心通过, 使仪器处于水平状态。

(5) 将烧杯盛以 3/4 容量的蒸馏水, 置于平台 H 上, 调节旋钮 I 上升平台 H, 使平台上烧杯内的液体完全淹没 U 形金属框臂, 并校对零位; 若旋转旋钮 I 使平台 H 略为上下移动, 零位保持不动(即金属杆 F 的分界线与玻璃管 G 的刻度线重合), 则表示已最后精确地对准零位, 读出此时零位读数 x(在相地于 A 管的 B 管上读出), 并填于表 3-2-2 中。

(6) 用左手缓慢旋动旋钮 I 使平台 H 下降, 此时 U 形金属框将与水形成液膜, 待观察到金属杆 F 的分界线略有下移, 偏离了玻璃管 G 的刻度时, 停止旋动 I, 而用右手缓慢旋动旋钮 D, 使 B 管上升, 重新对准零位(注意: 在操作过程中要尽量避免仪器振动)。

(7) 重复步骤(6)的操作, 直至液膜破裂(即 U 形金属框的横臂刚离开), 读出此时读数装置的读数 x, 填入表 3-2-2 中(注意: 在液膜破裂之前可观察到一段旋动旋钮 I 平台下降而零位保持不动的过程)。

(8) 重复操作步骤(6)～(7)至少 6 次, 并记下当时的温度和实验数据(若将蒸馏水换成其他的医用液体, 用上述方法同样可以测出该液体的表面张力系数)。

【实验记录】

1. 测量弹性系数 k 的记录

表3-2-1　k的测定

(游标零位计数 $x_0 =$ _____m)

测量次数 n	1	2	3	4	5	6
砝码质量 M(单位: g)	1	1	2	2	3	3
弹簧所受拉力 F(单位: N)						
加载后游标读数 x_i(单位: m)						
弹簧伸长量 $\Delta x_i = (x - x_0)$ (单位: m)						
弹性系数 $k_i = F / \Delta x_i$ (单位: N/m)						
弹性系数的平均值 k(单位: N/m)						

2. 测定液体表面张力系数 α 的记录

表3-2-2　α的测量

(室温 $t =$ _____℃; 金属框横臂长 $L =$ _____m)

测量次数 n	1	2	3	4	5	6
液膜破裂前游标读数 x_{0i}(单位: m)	1	1	2	2	3	3
液膜破裂时游标读数 x_i(单位: m)						
弹簧伸长量 $\Delta x_i = (x_i - x_{0i})$ (单位: m)						
表面张力系数 $\alpha_i = \dfrac{\overline{k}\Delta x_i}{2L}$ (单位: N/m)						

【实验结果】

(1) α 的平均值 $\bar{\alpha}=$ _____ N/m。

(2) 数据处理方法之一(只考虑测量的偶然误差):

1) α 的偶然误差　$\Delta\alpha=\dfrac{\sum\limits_{i=1}^{n}|\bar{\alpha}-\alpha_i|}{n}=$ _____。

2) α 的测量结果 $\alpha=\bar{\alpha}\pm\Delta\alpha=$ _____。

$E_\alpha=\dfrac{\Delta\alpha}{\bar{\alpha}}\times100\%=$ _____。

(3) 数据处理方法之二(考虑测量值与标准值的误差): 由蒸馏水的表面张力系数与温度关系的公式 $\alpha_{水}=(75.49-0.148t)\times10^{-3}\,\mathrm{N/m}$，计算出水在当时温度 t 下表面张力系数的标准值 $\alpha_{水}$，并与实验结果的平均值相比较，求出其绝对误差和百分误差。

【注意事项】

(1) 本实验的进行过程中，应注意玻璃的安全使用。

(2) 在实验操作过程中，金属杆 F 的分界线始终对准玻璃短管 G 上的刻线。

【思考题】

(1) 在本实验中，为何必须用干净的蒸馏水？

(2) 在用朱利秤测定蒸馏水的表面张力系数时，为什么必须保持 F 杆的分界线与玻璃管 G 的刻线对准？

(3) 分析本实验结果的误差来源。比较数据处理方法之一与数据处理方法之二的不同之处。

(4) 使用逐差法重新处理实验数据。

(王洪雷)

第四章

波动及光学实验

实验 4-1　超声波的声速测量

声波是一种在弹性介质中传播的机械波，频率低于 20Hz 的声波称为次声波；频率在 20Hz～20kHz 的声波，称为可闻声波；频率在 20kHz 以上的声波称为超声波。超声波在介质中的传播速度与介质的特性及状态因素有关。因而通过介质中声速的测定，可以了解介质的特性或状态变化。例如，测量氯气(气体)、蔗糖(溶液)的浓度、氯丁橡胶乳液的比重以及输油管中不同油品的分界面等，这些问题都可以通过测定这些物质中的声速来解决。可见，声速测定在医学和工业生产上具有一定的实用意义。同时，通过液体中声速的测量，可了解超声波在液体应用的基本概念。

由于在波动过程中超声波的波速 v、波长 λ 和频率 f 之间存在着下列关系：$v = f\lambda$，所以，在实验中可通过测定超声波的波长 λ 和频率 f 来求得超声波的声速 v。利用这种原理的常用方法有：超声波共振干涉法与相位比较法。另外，由于声波传播的距离 L 与传播的时间 t 存在下列关系：$L = vt$，所以，只要测出 L 和 t 同样就可测出超声波的传播速度 v，这就是时差法测量超声波声速的原理。

【实验目的】

(1) 了解压电换能器的原理和功能，加深对驻波及振动合成等理论知识的理解。

(2) 掌握用共振干涉法、相位比较法和时差法测定超声波的传播速度。

(3) 进一步熟悉示波器和信号源的使用方法。

(4) 通过对多种介质的测量了解超声波在液体中应用的原理及其重要的医学实用意义。

【实验器材】

SKY-SS 型声速测量实验仪、双踪示波器等。

【实验原理】

1. 超声波的两种测量方法

(1) 共振干涉法(驻波法)的测量原理：当两束振幅、频率和振动都相同，而且传播方向相反的声波相交时，将产生特殊的干涉现象——驻波。

对于波束 1 和波束 2 而言：

$$y_1 = A\cos\left(\omega t - \frac{2\pi x}{\lambda}\right), \quad y_2 = A\cos\left(\omega t + \frac{2\pi x}{\lambda}\right) \tag{4-1-1}$$

当它们相交时，叠加后的波形成波束

$$y = 2A\cos\left(\frac{2\pi x}{\lambda}\right)\cos(\omega t) \tag{4-1-2}$$

其中，ω 为超声波的角频率，λ 为超声波的波长，t 为经过的时间，x 为经过的距离。由此可见，叠加后的超声波仍然以相同的角频率 ω 做简谐振动，但其振幅将随距离 x 按 $\cos(2\pi x/\lambda)$ 变化。如图 4-1-1 所示。其中振幅最大的点被称为驻波的波腹；而振幅最小的点被称为驻波的波节。从式(4-1-2)和图 4-1-1 可知：驻波中两相邻波腹或波节之间的距离为 $\lambda/2$。

共振干涉法(驻波法)正是利用这一特点，在实验中直接测出驻波中两相邻波腹或波节之间的距离从而得出超声波的波长。

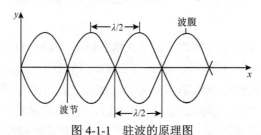

图 4-1-1　驻波的原理图

在实验中压电陶瓷换能器(定子)S_1 作为超声波发射器，由信号源供给频率为数千赫兹(Hz)的交流电信号，并由逆压电效应发出平面超声波；而换能器(动子)S_2 则作为超声波的接收器，正压电效应将接收到的超声波声压转换成电信号，该信号输入示波器，在示波器上将看到一组由声压信号产生的正弦波形。声源 S_1 发出的声波，经介质传播到 S_2，S_2 在接收声波信号的同时将反射部分声波信号，如果接收面(S_2)与发射面(S_1)严格平行，入射波将在接收面上垂直反射，从而入射波与发射波相干涉形成驻波。实际上，在示波器上观察到的是这两个相干波合成后在声波接收器 S_2 处的振动情况，因此，当移动 S_2 的位置(即改变 S_1 与 S_2 之间的距离)时从示波器显示上会发现：S_2 在某些位置时振幅有最小值或最大值。根据驻波的干涉理论可以知道：驻波中任何两相邻的振幅最大值的位置之间(或两相邻的振幅量小值的位置之间)的距离均为 $\lambda/2$。

为了测量超声波的波长，在观察示波器上声压振幅值的同时，缓慢地改变 S_1 与 S_2 之间的距离。从示波器上就可以看到声振动幅值不断地由最大变到最小再变到最大，两相邻的振幅最大之间 S_2 移动过的距离亦为 $\lambda/2$。超声换能器 S_1 与 S_2 之间距离的改变可通过转动螺杆的鼓轮来实现，而超声波的频率由声波测试仪信号源频率显示窗口直接读出。在连续多次测量相隔半波长的 S_2 的位置变化及超声波的频率后，处理测量的数据，并且最终计算出超声波的声速。

(2) 相位比较法(行波)的测量原理：当发射器与接收器之间距离为 L 时，在发射器驱动正弦信号与接收器接收到的正弦信号之间将有相位差

$$\phi = \frac{2\pi L}{\lambda} = 2n\pi + \Delta\phi \tag{4-1-3}$$

若将发射器驱动正弦信号与接收器收到的正弦信号分别接到示波器的 X 及 Y 输入端，则相互垂直的同频率正弦波干涉，其合成轨迹称为李萨如图形，如图 4-1-2 所示。

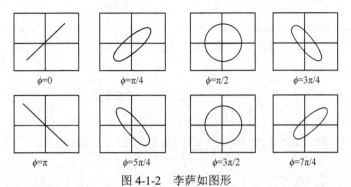

图 4-1-2　李萨如图形

当接收器和发射器的距离变化等于一个波长时，发射与接收信号之间的相位差也正好变化一个周期(即 $\Delta\phi = 2\pi$)，相同的图形就会出现；反之，当准确观测相位差变化一个周期时接收器移动的距离，即可得出其对应声波的波长 λ，再根据声波的频率，即可求出声波的传播速度。

(3) 时差法测量原理：驻波法测声速是用示波器观察波谷和波峰，相位比较法是观察两个波间的相位差，但存在读数误差。较精确的测量声速时常常采用时差法。它是将经脉冲调制的电信号加到发射换能器上，声波在介质中传播，经过时间 t 后，到达距离 L 处的接收换能器，所以可以用以下公式求出声波在介质中传播的速度：

$$速度\ v = 传播距离\ L/传播时间\ t \tag{4-1-4}$$

下面三个图形(图 4-1-3)分别表示驻波法(共振干涉法)、相位法和时差法中示波器显示的图形。

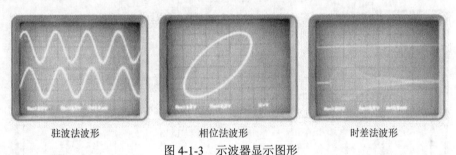

驻波法波形　　　　　　　相位法波形　　　　　　　时差法波形

图 4-1-3　示波器显示图形

2. 实验仪器简介

SKY-SS 型声速测试仪是由声速测试器信号源和声速测试架两个部分组成的，见图 4-1-4 和图 4-1-5。声速测试架主要由储液槽、传动机构、游标卡尺、压电换能器等组成。压电换能器置于储液槽中，测空气的声速时储液槽不加入液体，测量液体声速时在液槽中加入液体，作为发射超声波用的换能器(定子)S_1 固定在储液槽的左边，另一只接收超声波用的接收换能器(动子)S_2 装在可移动滑块上。换能器的相对位移通过传动机构带动，并由游标卡尺显示位移的距离。S_1 发射换能器超声波的正弦电压信号由声速测定专用信号源供给，换能器 S_2 把接收到的超声波声压转换成电压信号。驻波法用示波器观察，时差法测量时还要接到专用信号源进行时间测量。

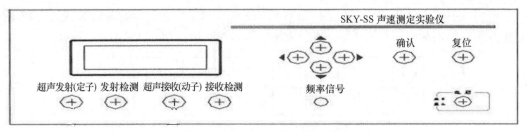

图 4-1-4　声速测试仪信号源面板

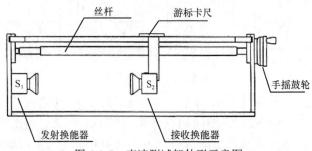

图 4-1-5　声速测试架外形示意图

信号源调节旋钮的作用:

信号频率: 用于调节输出信号的频率。

发射强度: 用于调节输出信号、电功率(输出电压)。

接收增益: 用于调节仪器内部的接收增益。

将声速测试架、信号源和双踪示波器按图 4-1-6 连接即可进行实验。

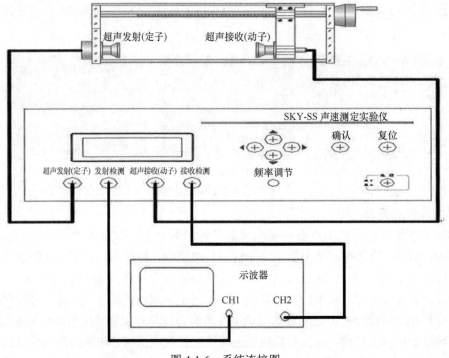

图 4-1-6　系统连接图

【实验步骤】

1. 声速测定实验仪的连接与工作频率调节

(1) 连接装配：超声速测定实验仪及双踪示波器之间的连接(图 4-1-6)如下：

1) 测试架上的换能器与声速测定信号源之间的连接。信号源面板上的发射驱动端口(TR)用于输出一定频率的功率信号，请接至测试架左边的发射换能器(定子)；仪器面板上的接收换能器信号输入端口(RE)，请连接到测试架右边的接收换能器(动子)。

2) 示波器与声速测定信号源之间的连接。信号源面板上的超声发射监测信号输出端口(MT)输出发射波形，请接至双踪示波器的 CH1(X 通道)，用于观察发射波形；仪器面板上的超声接收监测信号输出端口输出接收的波形，请接至双踪示波器的 CH2(Y 通道)，用于观察接收的波形。

(2) 工作模式选择：在接通市电开机后，显示欢迎界面，自动进入按键说明界面。按确认键后进入工作模式选择界面，可选择驱动信号为连续正弦波工作模式(共振干涉法与相位比较法)或脉冲波工作模式(时差法)；在工作模式选择界面中选择驱动信号为连续正弦波工作模式，在连续正弦波工作模式中使信号源工作预热 15min。

(3) 调节驱动信号频率至换能器系统的最佳工作点：只有当发射换能器的发射面与接收换能器的接收面保持平行时才有较好的系统工作效果。为了得到较清晰的接收波形，还须将外加的驱动信号频率调节到发射换能器的谐振频率点处，才能较好地进行声能与电能的相互转换，以得到较好的实验效果。

1) 时基选择。按照调节到压电陶瓷换能器谐振点处的信号频率估计一下示波器的扫描时基并进行调节，使在示波器上获得稳定波形。就目前使用的换能器的标称工作频率而言，时基选择在 5～20μs/div 会有较好的显示效果。

2) 超声换能器工作状态的调节方法。在仪器预热 15min 并正常工作以后，首先自行约定超声换能器之间的距离变化范围，在变化范围内随意设定超声换能器之间的距离，然后调节声速测定仪信号源输出电压($V_{p\text{-}p}$=10～15V)，调整信号频率(在 30～40kHz 处)，观察频率调整时接收波形的电压幅度变化，在某一频率点处(34～38kHz)电压幅度最大，这时稳定信号频率，再改变超声换能器之间的距离，改变距离的同时观察接收波形的电压幅度变化，记录接收波形电压幅度的最大值和频率值；再次改变超声换能器间的距离到适当选择位置，重复上述频率测定工作，测试多次，在多次测试数据中取接收波形电压幅度最大的信号频率作为压电陶瓷换能器系统的最佳工作频率点。

2. 用共振干涉法测量空气中的声速

按步骤 1 的要求完成系统连接与调谐，并保持在实验过程中不改变调谐频率。

(1) 将示波器设定在扫描工作状态，扫描速度约为 10μs/格，信号输入通道调节旋钮约为 1V/格(根据实际情况有所不同)，并将发射监测输出信号输入端设为触发信号端。

(2) 信号源选择连续波[即 sine-wave(正弦波)]模式，建议设定发射增益为 2 挡、接收增益为 2 挡。

(3) 摇动超声实验装置丝杆摇柄，在发射器与接收器距离为 5cm 附近处，找到共振位置(振幅最大)，作为第 1 个测量点。按数字游标卡尺的归零(ZERO)键，使该点位置为零(对于机械游标卡尺而言，以此时的标尺示值作为始点)。摇动摇柄使接收器远离发射器，每到共振位置均记录位置读数，共记录 10 组数据于表 4-1-1 中。

(4) 接收器移动过程中若接收信号振幅变动较大影响测量, 可调节示波器的通道增益旋钮, 使波形显示大小合理。

3. 用相位比较法测量空气中的声速

按步骤 1 的要求完成系统连接与调谐, 并保持在实验过程中不改变调谐频率。

(1) 信号源选择连续波模式, 建议设定发射增益为 2 挡、接收增益为 2 挡。

(2) 将示波器设定在 X-Y 工作状态。将信号源的发射监测输出信号接到示波器的 X 输入端, 并设为触发信号, 接收监测输出信号接到示波器的 Y 输入端, 信号输入通道输入调节旋钮约为 1V/格(根据实际情况有所不同)。

(3) 在发射器与接收器距离为 5cm 附近处, 找到 $\Delta\phi =0$ 的点, 作为第 1 个测量点。按数字游标卡尺的归零键, 使该点位置为零(对于机械游标卡尺而言, 以此时的标尺示值作始点)。摇动摇柄使接收器远离发射器, 每到 $\Delta\phi =0$ 时均记录位置读数, 共记录 10 组数据于表 4-1-2 中。

(4) 接收器移动过程中若接收信号振幅变动较大影响测量, 可调节示波器 Y 通道增益旋钮, 使波形显示大小合理。

4. 用相位比较法测量水中的声速

(1) 测量水中的声速时, 将实验装置整体放入水槽中, 槽中的水高于换能器顶部 1～2cm。按步骤 1 的要求完成系统连接与调谐, 并保持在实验过程中不改变调谐频率。

(2) 信号源选择连续波模式, 设定发射增益为 0, 接收增益调节为 0 挡。将示波器设定在 X-Y 工作状态。将信号源的发射监测输出信号接到示波器的 X 输入端, 并设为触发信号, 接收监测输出信号接到示波器的 Y 输入端, 信号输入通道输入调节旋钮约为 1V/格(根据实际情况有所不同)。

(3) 在发射器与接收器距离为 3cm 附近处, 找到 $\Delta\phi =0$(或 π)的点, 作为第 1 个测量点。按数字游标卡尺的归零键, 使该点位置为零(对于机械游标卡尺而言, 以此时的标尺示值作始点)。摇动摇柄使接收器远离发射器, 接收器移动过程中若接收信号振幅变动较大影响测量, 可调节示波器 Y 衰减旋钮。由于水中声波长约为空气中的 5 倍, 为缩短行程, 可在 $\Delta\phi =0, \pi$ 处均进行测量, 共记录 10 组数据于表 4-1-3 中。

5. 用时差法测量水中的声速

按步骤 1 的要求完成系统连接与调谐, 并保持在实验过程中不改变调谐频率。

(1) 信号源选择脉冲波工作模式, 设定发射增益为 2 挡, 接收增益调节为 2 挡。将发射器与接收器距离为 3cm 附近处, 作为第 1 个测量点。按数字游标卡尺的归零键, 使该点位置为零(对于机械游标卡尺而言, 以此时的标尺示值作始点), 并记录时差。

(2) 摇动摇柄使接收器远离发射器, 每隔 20mm 记录位置与时差读数, 共记录 10 点于表 4-1-4 中。

也可以用示波器观察输出与输入波形的相对关系。将示波器设定在扫描工作状态, 扫描速度约为 0.2ms/格, 发射信号输入通道调节为 1V/格, 并设为触发信号, 接收信号输入通道调节为 0.1V/格(根据实际情况有所不同)。

【实验记录】

表4-1-1 共振干涉法测量空气中的声速

(谐振频率f_0=_____kHz; 温度T=_____℃)

测量次数 i	1	2	3	4	5	
位置 L_i/mm						
测量次数 i	6	7	8	9	10	λ 平均
位置 L_i/mm						
波长 λ_i/mm(i=1, 2, …, 5)						

$\lambda_i=2\times(L_{i+5}-L_i)/5(i=1, 2, …, 5)$; λ 平均$=(\lambda_1+\lambda_2+\lambda_3+\lambda_4+\lambda_5)/5$。

表4-1-2 相位法测量空气中的声速

(谐振频率f_0=_____kHz; 温度T=_____℃)

测量次数 i	1	2	3	4	5	
位置 L_i/mm						
测量次数 i	6	7	8	9	10	λ 平均
位置 L_i/mm						
波长 λ_i/mm(i=1, 2, …, 5)						

$\lambda_i=(L_{i+5}-L_i)/5(i=1, 2, …, 5)$; λ 平均$=(\lambda_1+\lambda_2+\lambda_3+\lambda_4+\lambda_5)/5$。

表4-1-3 相位法测量水中的声速

(谐振频率f_0=_____kHz; 温度T=_____℃)

测量次数 i	1	2	3	4	5	
位置 L_i/mm						
测量次数 i	6	7	8	9	10	λ 平均
位置 L_i/mm						
波长 λ_i/mm(i=1, 2, …, 5)						

$\lambda_i=(L_{i+5}-L_i)/5(i=1, 2, …, 5)$; λ 平均$=(\lambda_1+\lambda_2+\lambda_3+\lambda_4+\lambda_5)/5$。

表4-1-4 时差法测量水中的声速

(谐振频率f_0=_____kHz; 温度T=_____℃)

测量次数 i	1	2	3	4	5	
位置 L_i/mm						
时刻 t_i/μs						
测量次数 i	6	7	8	9	10	v 平均
位置 L_i/mm						
时刻 t_i/μs						
速度 v_i/(m/s)(i=1, 2, …, 5)						

$v_i=(L_{i+5}-L_i)/(t_{i+5}-t_i)(i=1, 2, …, 5)$; v 平均$=(v_1+v_2+v_3+v_4+v_5)/5$。

【实验结果】

1. 空气介质

(1) 计算出共振干涉法测得的波长平均值及其标准偏差，并写出波长的测量结果:

$$\lambda = \overline{\lambda} \pm \Delta\lambda = \underline{\hspace{3cm}}$$

$$E = \frac{\Delta\lambda}{\overline{\lambda}} \times 100\% = \underline{\hspace{3cm}}$$

(2) 按理论公式算出超声波声速的理论值

$$v_{\mathrm{T}} = v_0\sqrt{\frac{T}{T_0}} = $$

式中, v_0=331.45m/s 为 T_0=273.15K 时的声速, 而且 T=(t+273.15)K。

(3) 共振干涉法测量结果。

利用公式 $v = \lambda f$ 计算出 $\overline{v}_{\text{共}}$, $\Delta v_{\text{共}} = \left|\overline{v}_{\text{共}} - v_{\mathrm{T}}\right|$ 将实验结果与理论值比较。其结果写为(在室温为_____℃时)

传播速度: $v_{\text{共}} = \overline{v}_{\text{共}} \pm \Delta v_{\text{共}} = \underline{\hspace{3cm}}$

百分比误差: $E_{\text{共}} = \frac{\Delta v_{\text{共}}}{v_{\mathrm{T}}} \times 100\%$

(4) 相位比较法测量空气介质声速(在室温为_____℃时):

传播速度: $v_{\text{相}} = \overline{v}_{\text{相}} \pm \Delta v_{\text{相}} = \underline{\hspace{3cm}}$

百分比误差: $E_{\text{相}} = \frac{\Delta v_{\text{相}}}{v_{\mathrm{T}}} \times 100\% = \underline{\hspace{3cm}}$

2. 液体介质

(1) 相位比较法测水中声速。

传播速度: $v_{\text{相}} = \overline{v}_{\text{相}} \pm \Delta v_{\text{相}} = \underline{\hspace{3cm}}$

百分比误差: $E_{\text{相}} = \frac{\Delta v_{\text{相}}}{v_{\text{相}}} \times 100\% = \underline{\hspace{3cm}}$

(2) 时差法测量水中声速(在室温为_____℃时)。

传播速度: $v_{\text{时}} = \overline{v}_{\text{时}} \pm \Delta v_{\text{时}} = \underline{\hspace{3cm}}$

百分比误差: $E_{\text{时}} = \frac{\Delta v_{\text{时}}}{v_{\text{时}}} \times 100\% = \underline{\hspace{3cm}}$

【注意事项】

(1) 必须仔细阅读教材中各仪器说明书, 熟悉各旋钮的功能, 方可进行调节。

(2) 信号发射器的信号输出幅度不要过大, 避免仪器过热而损坏。

(3) 调节仪器旋钮要轻缓, 以免损坏。

(4) 实验时要使函数信号发生器的输出频率等于换能器的谐振频率, 并且在实验过程中保持不变。

(5) 使用游标卡尺测量移动距离时, 必须轻而缓慢地调节, 手勿压游标卡尺。

(6) 换能器发射面和接收面要保持相互平行。

(7) 发射、接收增益的大小应在监测信号不失真的原则下设定。

(8) 关于固体中声速的测量说明：由于被测固体样品的长度不能连续变化，因此只能采用时差法进行测量。为了增强测量的可靠性，在换能器端面及被测固体的端面上涂上声波耦合剂，建议采用医用超声耦合剂。

(9) 在水中共振法测量声速的效果较差，接收波形的幅度变化不明显，对实验数据分析发现，由于水介质与接收头对声波的特性阻抗相接近，反射信号弱，从而导致了驻波现象的不明显，故无法做水介质中共振干涉法测量声速的实验。

(10) 在空气中建议使用共振干涉法和相位比较法测量声速，水中建议使用相位比较法和时差法测量声速，固体中只能使用时差法测量声速。

【思考题】

(1) 驻波法测量声速的原理和方法是什么？

(2) 相位比较法测量声速的原理和方法是什么？

(3) 时差法测量声速的原理和方法是什么？

(4) 实验中信号发生器和示波器各起什么作用？

(5) 实验中通过什么来发射和接收声波？

(6) 实验中为什么要在压电换能器谐振状态下测量空气中的声速？

(7) 实验时怎样找到超声换能器的谐振频率？

(8) 实验中为什么要使换能器发射面和接收面保持相互平行？

(9) 实验中怎样才能知道接收换能器接收面的声压为极大值？

(10) 实验中为什么要记录室温？

(11) 本实验采用逐差法处理数据有什么好处？

附录

1. 超声波的发射与接收——压电换能器

压电陶瓷型超声换能器能够实现超声波声压和电压之间的转换。使用压电换能器作为超声波波源具有平面性、单色性好以及方向性强的特点。由于频率在超声范围内，一般的音频对它没有干扰。同时，由于频率越高，波长越短，因此，可在不长的距离中测到多个波长值，取其平均值。这样可使实验的精度大大地提高。压电陶瓷型超声换能器的结构示意图见图 4-1-7。

压电换能器由压电陶瓷片和轻、重两种金属组成。压电陶瓷片(如钛酸钡、锆钛酸铅等)是由一种多晶结构的压电材料做成的，在一定的温度下经极化处理后，具有压电效应。在简单情况下，压电材料受到与极化方向一致的应力 T 时，在极化方向上产生一定的电场强度 E，它们之间有一简单的线性关系 $E=gT$；反之，当与极化方向一致的外加电压 U 加在压电材料上时，材料的伸缩形变 S 与电压 U 也有线性关系 $S=dU$。比例常数 g, d 称为压电常数，与材料性质有关。由于 E, T, S, U 之间具有简单的线性关系，因此，可以将正弦交流电信号转变成压电材料纵向长度的伸缩，成为声波的声源，同样也可以使声压变化转变为电压的变化，用来接收声信号。在压电陶瓷片的头尾两端胶黏两块金属，组成夹心形振子。头部用轻金属做成喇叭形，尾部用重金属做成柱形，中部为压电陶瓷圆环，紧固螺钉穿过环中心。这种结构增大了辐射面积，增强了振子与介质的耦合作用，振子是以纵向长度的伸缩直接影响头部轻金属做同样的纵向长度伸缩(对尾部重金属作用小)的，这样所发射的波方向性强，平面性好。本仪器的压电换能器谐振频率为 (35 ± 3)kHz，功率不小于 10 W。

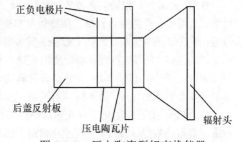

图 4-1-7 压电陶瓷型超声换能器

2. 不同介质声速传播测量参数

注：由于介质、密度、测试方法等存在差异，故数据仅供参考。

(1) 空气：标准大气压下传播介质空气 $v_0=(331.45+0.59t)$m/s。

(2) 液体：①淡水 1480m/s；②甘油 1920m/s；③变压器油 1425m/s；④蓖麻油 1540m/s。

(3) 固体：①有机玻璃 1800～2250m/s；②尼龙 1800～2200m/s；③聚氨酯 1600～1850m/s；④黄铜 3100～3650m/s；⑤金 2030m/s；⑥银 2670m/s。

3. 超声医学简介

超声波是频率高于 20000Hz 的声波，它方向性好，穿透能力强，易于获得较集中的声能，在水中传播距离远，可用于测距、测速、清洗、焊接、碎石、杀菌消毒等。在医学、军事、工业、农业上有很多的应用。科学家们将声波每秒钟振动的次数称为声波的频率，它的单位是 Hz。我们人类耳朵能听到的声波频率为 20～20000Hz。当声波的振动频率大于 20000Hz 或小于 20Hz 时，我们便听不见。因此，我们把频率高于 20000Hz 的声波称为"超声波"。通常用于医学诊断的超声波频率为 1～5MHz。超声和可闻声本质上是一致的，它们的共同点都是一种机械振动模式，通常以纵波的方式在弹性介质内会传播，是一种能量的传播形式，其不同点是超声波频率高、波长短，在一定距离内沿直线传播具有良好的束射性和方向性，目前腹部超声成像所用的频率范围在 2～5MHz，常用为 3～3.5MHz（每秒振动 1 次为 1Hz，1MHz=10^6Hz，即每秒振动 100 万次，可闻波的频率在 16～20000Hz）。超声波在传播过程中一般要发生反射、折射以及多普勒效应等现象。超声波在介质中传播时，发生声能衰减。因此超声通过一些实质性器官，会发生形态及强度各异的反射。声束通过肿瘤组织，声能的吸收和衰减现象也比较明显。由于人体组织器官的生理、病理及解剖情况不同，所以对超声波的反射、折射和吸收衰减也各不相同。超声诊断就是根据这些反射信号的多少、强弱、分布规律来判断各种疾病的。超声在医药学的各个领域，诸如基础医学、临床医学的诊断和治疗、制药业、微生物学、卫生学及外科、口腔科等都有应用，并取得飞速发展，从而产生了超声医学这一分支学科。

(1) 超声诊断：它的物理原理主要是利用超声在人体中传播时产生的反射或透射现象。超声通过声阻抗不同的两种介质，在其分界面上将产生反射。反射能量与入射能量的比值叫反射系数。例如，从软组织到骨骼的分界面上，有 50%～70%的能量反射回来。除反射外，还有一部分能量从界面上透射通过。透过的超声能量与入射的超声能量的比值叫透射系数。两种介质的声阻抗越相近，透过的超声能量也越多。超声诊断中的基本声成像系统，就是利用其反射回声或透射声构成不同的声像来检查病变的。

目前，医生们应用的超声诊断方法有不同的形式，可分为 A 型、B 型、M 型及 D 型四大类。

A 型：是以波形来显示组织特征的方法，主要用于测量器官的径线，以判定其大小。可用来鉴别病变组织的一些物理特性，如实质性、液体或是气体是否存在等。

B 型：用平面图形的形式来显示被探查组织的具体情况。检查时，首先将人体界面的反射信号转变为强弱不同的光点，这些光点可通过荧光屏显现出来，这种方法直观性好，重复性强，可供前后对比，所以广泛用于妇产科及泌尿系统、消化系统、心血管系统等疾病的诊断。

M 型：是用于观察活动界面时间变化的一种方法。最适用于检查心脏的活动情况，其曲线的动态改变称为超声心动图，可以用来观察心脏各层结构的位置、活动状态、结构的状况等，多用于辅助心脏及大血管疾病的诊断。

D 型：是专门用来检测血液流动和器官活动的一种超声诊断方法，又称为多普勒超声诊断法。可确定血管是否通畅、管腔是否狭窄、闭塞以及病变部位。新一代的 D 型超声波还能定量地测定管腔内血液的流量。近几年来科学家又发展了彩色编码多普勒系统，可在超声心动图解剖标志的指示下，以不同颜色显示血流的方向，色泽的深浅代表血流的流速。现在还有立体超声显像、超声 CT、超声内窥镜等超声技术不断涌现出来，并且还可以与其他检查仪器结合使用，使疾病的诊断准确率大大提高。超声波技术正在医学界发挥着巨大的作用，随着科学的进步，它将更加完善，将更好地造福于人类。

(2) 超声治疗：应用超声对人体组织的几种效应，引起病变组织的改变，从而达到治疗的目的。这些效应主要是热效应、机械效应和空化效应。超声在传播过程中，声强随传播的距离增大而发生衰减。原因之一是介质的黏滞性、导热性等引起部分的声能被介质所吸收，结果转化为热能，并导致局部温度上升。

组织受到这种热效应后，产生了某些反应，如血管扩张、血液循环加快、组织代谢增高，从而促进病理产物的吸收消散；超声传播时，介质中质点振动的机械效应引起某些细微组织的加速度、旋转、冲流等振动，从而起到按摩的作用，并增强了半透膜的弥散(即增强了通透性)、细胞的代谢功能和细胞的活力。对细胞的物质交换、组织营养也产生了良好的影响；足够的超声强度遇到人体中某些液性组织时，将产生空化。空化气泡崩溃时能产生强度很高的微冲击波，可以改变或者破坏病变组织，从而达到治疗目的。

通过临床实践，超声治疗目前用于：神经痛，骨、关节、肌肉及其他软组织的创伤、劳损和炎症，瘢痕病，呼吸系统和消化系统的某些疾病，粉碎尿路结石，白内障手术，洁齿，人工肾等。对于垂体病、梅尼埃病也有所试用。大功率聚焦超声(500W/cm^2 以上)已试用于恶性脑瘤的破坏性治疗。

(苏爱华)

实验 4-2　用激光单缝衍射法测量缝宽

光的波动性特征之一：衍射现象(diffraction of light)——光波绕过障碍物而继续传播的现象。衍射现象中，按光源和考察点到障碍物的距离分为两类：近场衍射和远场衍射。近场衍射——障碍物离光源和考察点的距离是有限的，或者其中之一是有限的，也称为菲涅耳衍射(Fresnel diffraction)；远场衍射——障碍物离光源和考察点的距离为无限的(即入射光为平行光束)，也称为夫琅禾费衍射(Fraunhofer diffraction)。对于夫琅禾费衍射来说，为了方便，通常是在障碍物的前后各放一透镜，前一透镜是使非平行光变为平行光，后一透镜是使衍射后的平行光会聚于透镜的焦平面，便于观察，本实验通过夫琅禾费衍射的现象中的单缝衍射来测量狭缝宽度。

【实验目的】
(1) 观察夫琅禾费单缝衍射图样及其变化规律。
(2) 利用夫琅禾费衍射图样测定单缝的宽度。

【实验器材】
光具座、He-Ne 激光器、读数显微镜、单缝调节器、直尺、圈尺和屏等(或者光学实验平台)。

【实验原理】
产生夫琅禾费衍射的条件是：光源和显示衍射图样的屏离衍射物的距离为无限远，即衍射物前后都是平行光束。为满足上述条件，一般的做法是将一单色点光源置于单缝前的凸透镜 L$_1$ 的第一焦平面上用以产生平行光。此平行光投射到单缝上将发生衍射现象，并且在单缝后方再置一凸透镜 L$_2$，并在其第二焦平面上放置一白色的屏，则衍射光将在此屏上成像，于是将会看到若干明暗相间的夫琅禾费单缝衍射条纹(图 4-2-1)。

实际上，只要满足下述两个条件就可以在单缝前后不用凸透镜而获得夫琅禾费衍射图样：①点光源离单缝很远，或者说光源所产生的光束发散角很小；②屏距离单缝很远。本实验中所采用的光源为波长 $\lambda = 6328 \times 10^{-10}$m 的 He-Ne 激光器，其光束发散角很小(约 4mrad)，且屏离开单缝的距离 D 为 3m 以上，远远大于单缝宽度 a 及光波波长 λ，故已满足上述两个条件。

其实验装置见图 4-2-2。图中 P_0 处是中央亮条纹的中心，其光强度设定为 I_0；与 P_0 成 θ

角的衍射光束，则投射于屏上 P_θ 处。

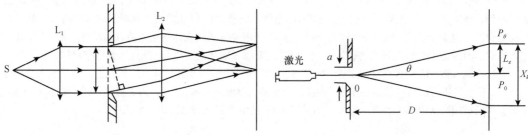

图 4-2-1　夫琅禾费单缝衍射实验　　　　图 4-2-2　激光单缝衍射的实验装置

由理论分析推导出 P_θ 处的光强度 I_θ 为

$$I_\theta = \frac{I_0 \sin^2 u}{u^2} \tag{4-2-1}$$

其中

$$u = \frac{\pi a \sin \theta}{\lambda} \tag{4-2-2}$$

式中，a 为单缝宽度；θ 为衍射角；λ 为入射光波长。式(4-2-1)反映了单缝衍射图样的光强度分布规律。

因此根据上两式可知：

(1) 当 $\theta=0$ 时，$u=0$、$I_\theta = I_0$，即亮纹中心处光强最大，称为主极大。I_0 的大小取决于光源的强度和单缝的宽度。

(2) 当 θ 满足 $a \sin \theta = k\lambda$（$k=\pm 1, \pm 2, \cdots$）时，$u=k\pi$，$I_\theta = 0$，即此时 θ 角相对应点的光强为极小值，衍射图样为暗条纹，用 k 值表示极小值的级次。各级暗条纹的中心位置可以用离开中央主极大中心点 P_0 的直线距离 L_k 表示。在夫琅禾费衍射中，只研究与小角度相对应的衍射条纹，即 θ 角往往是很小。因此

$$\tan \theta \approx \sin \theta = \frac{k\lambda}{a}$$

所以

$$L_k = D\tan \theta \approx D\frac{k\lambda}{a} = \frac{X_k}{2} \tag{4-2-3}$$

式中，D 为单缝至屏的距离。由于各级暗条纹的中心位置可以用衍射角 θ 表示，而且 θ 角很小时 $\sin \theta = \theta$，所以，可近似地认为暗条纹出现在 $\theta = k\lambda/a$ 的位置上。因此，位于中央主极大两侧的每个第一级暗纹对单缝中心的张角为 $2\lambda/a$，而其他任意两条相邻暗纹的张角为 λ/a。所以，由此可见：主极大两侧的相邻暗条纹是等间距的。

(3) 除中央主极大外，在其两侧的任意两相邻暗条纹之间皆有一极大值且对称分布在它的两侧，它们的光强度逐渐减小，依次为 $0.047I_0$，$0.017I_0$，$0.008I_0$，$\cdots$，因为它们都远远地小于主极大强度，故被称为次极大。图 4-2-3 为一定条件下单缝衍射图样的强度分布理论曲线。用衍射角 $\sin \theta = \theta$ 表示这些次极大的位置，可见它们不是等间距的。

本实验将利用单缝衍射图样的理论, 通过测量中央亮缝两侧对应级数的两暗条纹之间的距离 X_k、缝与屏之间的距离 D 和已知波长 λ, 并利用式(4-2-3)计算出单缝的缝宽 a 的值

$$a = \frac{2k\lambda D}{X_k} \qquad (4\text{-}2\text{-}4)$$

【实验步骤】

(1) 按图 4-2-2 的顺序在光具座上放置仪器, 使激光光束、单缝和屏的中心共轴, 并使单缝与屏之间的距离大于 3m。

(2) 打开激光电源, 调整单缝的宽度, 观察屏上衍射图样及其变化规律。

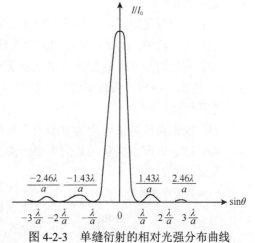

图 4-2-3　单缝衍射的相对光强分布曲线

(3) 观察并比较在不同缝宽时, 各级亮条纹的宽度及其强度分布和各级暗纹的间距变化。

(4) 调整单缝的缝宽至某一宽度 a, 使屏上出现易于观测的清晰衍射图样, 测出屏上 ±1 级、±2 级、±3 级、±4 级暗条纹的间距 X_k(k=1, 2, 3, 4), 分别重复测量 5 次, 并计算出平均值, 记入表 4-2-1。

(5) 测出单缝至屏的距离 D, 并取下单缝在读数显微镜下测出其缝宽 a 的值, 分别测量 5 次, 取平均值作为标准值记为 $a_标$, 并记入表 4-2-1(读数显微镜的使用请见本实验的附录)。

【实验记录】

表4-2-1　实验记录

待测量	次数					平均值	a
	1	2	3	4	5		
X_1/m							
X_2/m							
X_3/m							
X_4/m							
$a_标$/m							—
D/m							—

λ=6328×10^{-10}m; $a_标$=_____m; 测量值 a 的平均值=_____m。

【实验结果】

将所有的实验数据记入表 4-2-1。然后, 由式(4-2-4)计算出缝宽的测量值 a, 并求出测量值 a 的平均值; 最后, 将测量值 a 的平均值与 $a_标$作比较, 计算出误差。

(1) 绝对误差 $\Delta a = |\bar{a} - a_标| = $ _____。

(2) 相对误差 $E_a = \dfrac{|\bar{a} - a_标|}{a_标} \times 100\% = $ _____。

(3) 测量结果 $a = \bar{a} \pm \Delta a = $ _____。

【注意事项】

(1) 打开激光电源后，不能用眼睛正对激光光源。

(2) 在实验中，单缝与屏之间的距离应大于 3m，否则实验误差比较大。

(3) 测量时，一定要在屏上出现易于观测的清晰衍射图样后才测量，而且分别测量的是屏上两侧对应相同级数暗纹之间的距离。

【思考题】

(1) 根据实验结果说明缝宽的改变对衍射图样的影响，并说明其原因。

(2) 试分析产生实验误差的主要因素。

附录

1. 读数显微镜简介

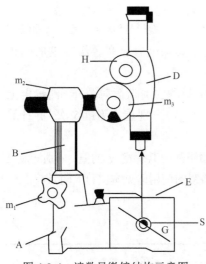

图 4-2-4　读数显微镜结构示意图

读数显微镜是一种既可用于长度测量又可用于观察的光学仪器。主要由普通显微镜、读数用主尺和副尺以及照明设备三部分组成，如图 4-2-4 所示。通过旋转微螺旋 m_3，可使显微镜测量平台在固定的主尺上作水平滑动。显微镜的目镜内有一个十字叉丝，测量时将它对准被测物体的某一部位。螺旋 H 可以使显微镜筒 D 上下移动，以达到调焦之目的；松开螺旋 m_2 可使附于显微镜镜筒的整个游标卡尺前后移动。螺旋 m_1 将架柱 B 固定在底座 A 上，松开螺旋 m_1 可使架柱 B 上下移动，架柱一般情况固定在某一适当高度。照明设备用一反射镜 G 与钠光灯 S 组成。本实验中所用显微镜的读数原理与实验 1-1 中螺旋测微计的读数原理完全相同，精度仍为 0.01mm，故读数可估读到千分之一 mm。

测量时，将被测单缝置于载物平台 E 上，要求被测单缝的平面与显微镜镜筒的光轴相互垂直，而且单缝的一边与十字叉丝的纵丝方向平行。从目镜中观察单缝的情况，并转动调焦螺旋 H 使被测单缝清晰可见。转动测微螺旋 m_3，使十字叉丝的纵丝对准被测单缝的起始线，记下此时的读数 X_1；再沿同一方向转动测微螺旋 m_3，使十字叉丝的纵丝恰好又对准该单缝的终止线，记下读数 X_2，则被测单缝的宽度为这两次读数之差，即 $a=L_2-L_1$。

注意：使用时，测微螺旋 m_3 应沿同一方向旋转，不能中途反向。这是因为显微镜的测量移动是靠测微螺旋丝杆的推动，而丝杆与螺母之间存有间隙，称为螺距差，当向相反方向移动时，必须转过这个间隙后显微镜的测微平台才能跟着移动。因此，当转动 m_3 时，例如，显微镜的十字叉丝超过了被测单缝，则必须退回一转，再从同一方向去对准被测单缝的界线，重新读数，以克服螺距差。

2. 利用硅光电池测量单缝衍射的光强分布曲线

在上述实验装置上增加一光电探头(即硅光电池)和一光电检流计，见图 4-2-5。

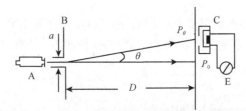

图 4-2-5　测量单缝衍射的光强分布实验装置图

A.激光器; B. 可调单缝; C. 光电探头; D. 单缝到光电探头的垂直距离; E. 光点反射式检流计

根据图 4-2-5 可知：$\sin\theta \approx \tan\theta = (X_0 - X_\theta)/D$，其中 D 是单缝到光电探头的垂直距离，X_0 是中央主极大中心

对应的坐标, X_θ 是待测点 P_θ 的对应坐标, 各点的坐标可通过移动读数显微镜的测微平台来确定, 各点相应的光强度的测量方法是: 用硅光电池将光转变成光电流, 再用光点反射式检流计检测光电流的大小, 在硅光电池的线性工作范围内光强 I_θ 与光电流 i_θ 是呈线性关系的, 所以对光强的测量无须定标, 步骤从略。

（高　斌）

实验 4-3　用光栅测波长

分光计是一种观察光谱和测量角度的光学仪器。由于光学中许多物理量都与光线的偏转角度有关, 所以它也可以用来间接测量光学中的许多物理量, 如固体和液体的折射率、光栅常数和光波波长等。若再配上专用元件, 则可组成专用仪器。例如, 配上棱镜(或光栅)就是一台光谱仪, 可进行光谱分析。分光计不仅用途十分广泛, 而且构造精密、操作训练要求严格。因此, 了解它的构造和学会调整使用的基本方法是极为重要的。

【实验目的】
(1) 学会分光计的调节和使用方法。
(2) 了解光谱分析的基本原理。
(3) 掌握用分光计观察明线光谱以及观测线波长的方法。
(4) 掌握使用衍射光栅测定光波的波长。

【实验器材】
分光计、钠光灯和衍射光栅等。

【实验原理】
1. 分光计的结构
要测准入射光线与出射光线之间的角度, 应首先对分光计进行调整使之满足下列两点要求: ①入射光和出射光都为平行光线; ②入射光线、出射光线以及反射面(或折射面)的法线所构成的平面应与分光计的刻度圆盘平面平行。

为此, 任何分光计必须具有 4 个主要部件: 带有狭缝的平行光管、望远镜、载物台和读数装置。图 4-3-1 为常用分光计的结构示意图。

(1) 平行光管(图 4-3-1 中的 3): 装在分光仪底座的支架上。旋动螺钉 4 可改变平行光管轴线的水平度; 放松螺钉 2 移动狭缝套筒可调节狭缝与平行光管凸透镜之间的距离, 使狭缝处于凸透镜的焦平面上, 平行光管射出平行光。调节手轮 25 可改变狭缝宽度。

(2) 望远镜(图 4-3-1 中 13): 装在可绕分光计中心轴转动并与游标盘相连接的支架上, 其位置可由读数窗口读出。调节螺钉 17, 可使望远镜轴线的水平度改变; 松开螺钉 14, 推动望远镜支架, 可使望远镜绕着分光计中心轴转动; 锁住螺钉 14, 旋动螺钉 18, 可对望远镜位置进行微调。

分光计上的望远镜常用阿贝式自准望远镜。其结构为: 在复合目镜的焦点附近装有一块十字分划板, 紧靠分划板一侧, 装有一个透光十字窗的全反射小棱镜, 目镜外侧另有照明小灯, 用它照分划板。通过物镜头向外射出的光线, 若遇到平面镜反射后, 再进入望远镜,所成的十字像不但清晰可见, 而且与物平面(分划十字线)相重合, 如图 4-3-2 所示, 则表示此时的望远镜已被调整好。

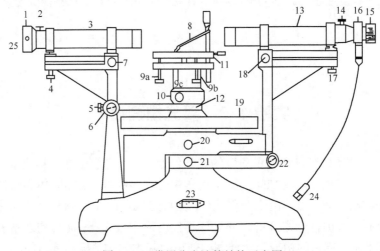

图 4-3-1 常用分光计的结构示意图

1. 狭缝装置; 2. 狭缝装置锁紧螺钉; 3. 平行光管; 4. 平行光管轴高低调节螺钉; 5. 游标盘锁紧螺钉; 6. 游标盘数调螺钉; 7. 平行光管光轴水平微调螺钉; 8. 夹具簧片; 9. 载物平台调节螺钉; 10. 载物平台升降锁紧螺钉; 11. 载物平台; 12. 中心轴; 13. 望远镜; 14. 目镜伸缩锁紧螺钉; 15. 目镜调焦手轮; 16. 阿贝式自准直目镜; 17. 望远镜光轴高低调节螺钉; 18. 望远镜光轴水平微调螺钉; 19. 游标盘; 20. 转座与刻度盘锁紧螺钉; 21. 望远镜锁紧螺钉(在另一侧); 22. 望远镜微调螺钉; 23. 插座; 24. 电源插头; 25. 狭缝亮度调节手轮

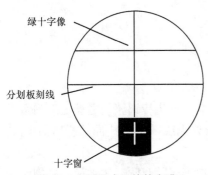

图 4-3-2 阿贝式目镜的自准

(3) 载物平台(图 4-3-1 中 11): 由上下两平台组成, 位于分光计的中心轴上, 并与刻度盘相连。当锁紧螺钉 10 时, 刻度盘与载物台可联动, 再锁紧螺钉 5, 载物台和刻度盘均被锁紧不动, 这时旋动螺钉 6, 则可对刻度盘转角进行微调。放松螺钉 10 可使载物台单独转动。放松载物平台 11 的螺母可升降载物台的高度。平台的水平面可通过平台下面位于正三角形顶点处的 3 个支撑螺钉 9a、9b 和 9c 调节(图 4-3-1)。

(4) 读数装置(图 4-3-1 中 19): 由可绕中心轴转动的光学刻度盘与游标盘组成, 装在图 4-3-1 中 19 处。游标盘与望远镜同轴联动。刻度盘的圆周上刻有 720 条等分透光线, 即最小刻度为 0.5°。在游标盘的同一直径的两端刻有一对游标尺, 使用它来进行测量可精确到 1′。

为消除由于游标盘与刻度盘的不同轴心而引起的系统误差(仪器的偏心误差), 通常采用双窗口读数法。即先读出望远镜在初位置时左、右两个窗口的读数, 分别记作 $\varphi_{0左}$ 和 $\varphi_{0右}$; 然后, 再读出望远镜在末位置时左、右两个窗口的读数, 分别记作 $\varphi_{左}$ 和 $\varphi_{右}$, 最后, 按下式计算出转角

$$\varphi = \frac{\left|\varphi_{左} - \varphi_{0左}\right| + \left|\varphi_{右} - \varphi_{0右}\right|}{2} \tag{4-3-1}$$

注意: 在使用式(4-3-1)时, 若某一窗口经过零点读数, 应将其读数加或减 360, 使得其与相应窗口的初位置读数差值不超过 180°。

角度游标读数的方法与直尺游标卡尺的读数方法相似(详见实验 1-1)：先读出游标上 0 刻线前主刻度尺的读数 A，再读出游标上与主刻度线对齐的刻线(即重合亮线)的读数 B，则 $\varphi=A+B$(图 4-3-3)。其读数为：$116°+1'\times12=116°12'$。

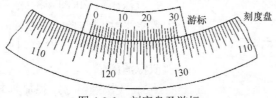

图 4-3-3　刻度盘及游标

2. 衍射光栅

本实验将利用分光计和衍射光栅来测定钠光灯的谱线波长。衍射光栅以前通常是通过在一平板玻片上刻制等宽距的平行狭缝而制成的，现在可利用激光全息衍射的方法制作(有的光栅是胶印复制品，切勿用手触摸其表面)，每厘米长度所含的狭缝数可以多达 10000 条以上。其被刻划过的地方不再透明，未刻划的地方就成了透光的狭缝，这种光栅也称为透射式衍射光栅。图 4-3-4 为衍射光栅的侧视图，a 为缝宽，b 为缝距，令 $d=a+b$，称为光栅常数。光栅常数是衍射光栅最重要的物理量之一。利用波长为 λ 的单色平行光线垂直地投射到光栅 G 上(图 4-3-4)，L 是会聚透镜，S 是放在透镜焦平面上的光屏。由于到达光栅表面的平面光波是同相位的，所以它们被光栅的狭缝衍射后经透镜 L 会聚在光屏上将形成衍射图样。衍射光波是向各个方向传播的。

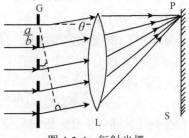

图 4-3-4　衍射光栅

现在考虑与入射方向成 θ 角传播的衍射光波。如果方向角(即衍射角)θ 满足下列光栅方程：

$$d\sin\theta=k\lambda \quad (k=0, \pm1, \pm2, \cdots) \tag{4-3-2}$$

即相邻狭缝发出的子波在这一方向上的光程差是波长 λ 的整数倍时，由于相位相同，它们会聚后相互加强，在 P 处出现亮纹。在光屏中央正对光栅的 P_0 处，$\theta=0$，$k=0$ 形成中央亮纹，称为零级像。在零级像两侧，相当于 $k=\pm1$ 处将出现一对亮纹，称为一级衍射像。$k=\pm2$ 的方向上又可得到一对亮纹，这就是二级衍射像，以此类推。随着级数 k 的增加，亮纹的亮度将递减。

如果入射光的光波不是单色光而是白光，则由于白光是由多种波长的可见光所组成，各级亮纹的 θ 角与波长 λ 有关，因此除了中央零级像仍为白光以外，其他各级像将成为按紫、蓝、绿、橙、红次序排列的可见光谱线。中央零级像也称为零级谱线，其余的分别称为一级谱线、二级谱线……。各级谱线的内侧是波长最短的紫光，外侧则是波长最长的红光。

根据式(4-3-2)可进行多项实验：①若已知光栅常数 d，则通过在分光计上观察某一级光谱并测定某一根谱线的衍射角 θ 值，即可算出该谱线的波长 λ 值。②若已知某谱线的波长 λ 值，则通过测定其衍射角 θ，也可确定其光栅常数 d。

【实验步骤】

1. 分光计的调节

分光计调节的主要目的是使分光计的平行光管发出平行光，望远镜聚焦于无穷远，同时使平行光管和望远镜的光轴与仪器的中心转轴相垂直。先用眼睛粗略地估计一下，使各

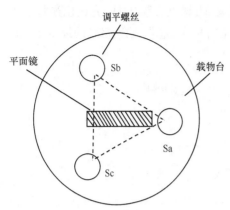

图 4-3-5　平面镜放置的位置

部件位置大致合适, 然后对各部件进行仔细调节。

(1) 调节望远镜使其聚焦于无穷远并无视差

1) 将平行平面镜按图 4-3-5 的位置放在载物台上。放松螺钉 20(图 4-3-1), 用目视法使望远镜轴线大致水平并与分光计中心轴垂直。

2) 拨动开关点燃照明电灯, 调节目镜的位置, 使成像清晰。

3) 放松螺钉 20, 微微地转动载物台, 使平面镜偏转一微小角度, 以便能用眼睛从望远镜外找到从平面镜反射回来的亮十字, 调节螺钉 17 和螺钉 9b、9c, 直至亮十字与望远镜轴线大致在同一水平面内, 再转动平台从望远镜中就能看到反射回来的自准光斑。

4) 反复调节手轮 15 和目镜的位置, 直到亮十字和分划板上的十字叉丝之间不存在视差(即观察者的眼睛上下左右移动时, 两种十字线的相对位置不变)。

(2) 调节望远镜轴线使之与载物台转轴垂直: 记下亮十字的水平位置, 并将载物台转动 180°观察其水平高度与前者的差值。调节 9b、9c 使两次的亮十字高度差靠拢一半, 再调节螺钉 17, 重复此调节过程, 直到平面镜正反两面反射到望远镜中的亮十字都如图 4-3-2 所示的图像为止。

(3) 调节平行光管

1) 取下平行平面镜, 用光源照亮平行光管的狭缝, 把调好的望远镜转到平行光管的轴线方向上, 调节平行光管的狭缝取向、宽度和狭缝与平行光管透镜的距离, 直到能从望远镜中清晰地看到宽度约为 0.5mm 的水平狭缝像为止。

2) 调节目镜的位置, 使狭缝的像与十字叉丝的中心水平线重合, 并锁紧螺钉 20、21; 将狭缝旋至竖直方向, 同时锁紧螺钉 2。

分光计在全部调好后, 狭缝装置 1、中心轴 12、螺钉(2、5、6、7、14、18、22)和手轮 15、阿贝式自准直目镜 16 等均不能再调, 否则将破坏分光计的工作条件。

2. 用衍射光栅观察明线光谱并测量波长

(1) 保持分光计已调部件不动, 换上光栅取代平面镜的位置, 压紧簧片。可根据情况适当调节载物台的高低, 以使光栅中心接近望远镜的光轴。当光栅面反射回的"绿色十字像"能与分划板的右侧十字线相重合时, 即可固定载物台, 说明这时光栅平面已与中心转轴平行, 且垂直于平行光管。

(2) 调节光栅使其刻线与转轴平行, 用钠光灯照亮平行光管端的狭缝, 然后转动望远镜, 即可找到钠的±1 级谱线分别位于零线像两侧。注意观察分划板的十字线中心是否在各级谱线的中央, 如果不在, 可通过调节调平螺丝予以纠正。调好后, 再次检查光栅平面是否仍与中心轴保持平行。

(3) 利用调好的光栅, 在分光计上观察钠的明线光谱。首先把望远镜对准零级像并记下角度的位置 $\varphi_{0左}$(即左边刻度盘的读数)和 $\varphi_{0右}$(即右边刻度盘的读数), 左边刻度盘的读数。再把望远镜逐渐左旋(或右旋), 依次观察正或负一级、二级和三级谱线, 由读数装置读出 $\varphi_{左}$(即左边刻度盘的读数)和 $\varphi_{右}$(即右边刻度盘的读数), 重复 4 次并记下相应的角度位置, 分别由式(4-3-1)求出各级谱线的偏转角 φ。

(4) 求钠光谱线的波长。将光栅常数 d 以及钠光谱线一级、二级和三级谱线的偏角值 φ，分别代入式(4-3-2)算出钠的谱线波长 λ，然后求 λ 的平均值，并与公认值 $\lambda_0 = 5893 \times 10^{-10}$m 相比较，求出测量结果。

【实验记录】

将实验数据记录于表 4-3-1 中。

表4-3-1　实验数据记录

（$\varphi_{0左} = $ _____ ；$\varphi_{0右} = $ _____ ）

谱线级数			$\varphi_{左}$	$\varphi_{右}$	$\varphi = \dfrac{\left\lvert \varphi_{左} - \varphi_{0左} \right\rvert + \left\lvert \varphi_{右} - \varphi_{0右} \right\rvert}{2}$	$\lambda = d\sin\varphi/k$
第一级	左	1				
		2				
	右	1				
		2				
第二级	左	1				
		2				
	右	1				
		2				

注: 表中的 1 和 2 分别表示同一级测量两次中的第 1 次和第 2 次。

【实验结果】

(1) 绝对误差 $\Delta\lambda = \left\lvert \bar{\lambda} - \lambda_0 \right\rvert = $ _____ 。

(2) 相对误差 $E_\lambda = \dfrac{\Delta\lambda}{\bar{\lambda}} \times 100\% = $ _____ 。

【注意事项】

(1) 首先打开钠光灯，并预热 2～4min。

(2) 在实验中，分划板上竖线应在亮纹中央才能读数，且两边的刻度均须读数。

(3) 衍射角应为某级刻度与零级亮纹的差值，而不是直接读出的刻度值。

【思考题】

(1) 实验中为什么要调节光栅，使其刻线与中心转轴平行？

(2) 光栅常数 d 的大小对观察光谱线的位置有何影响，对波长的测量精度有何影响？

(3) 试分析产生实验误差的主要因素。

(陈龙聪)

实验 4-4　偏振光研究的仿真实验

光是横波，它的振动方向和光的传播方向垂直。自然光，即所谓的非偏振光，它的振动在垂直于光的传播方向的平面内可取所有可能的方向，而没有一个方向占优势。某一方向振动占优势的光叫部分偏振光, 只在某一个固定方向振动的光叫线偏振光或平面偏振光。

【实验目的】

(1) 观察光的偏振现象, 巩固理论知识。

(2) 了解产生与检验偏振光的元件与仪器。

(3) 掌握产生与检验偏振光的条件和方法。

(4) 学会使用计算机仿真实验的使用方法。

【实验器材】

氦-氖激光器、光屏、若干偏振片和波晶片(计算机仿真软件)等。

【实验原理】

(1) 偏振光原理, 如图 4-4-1 所示。

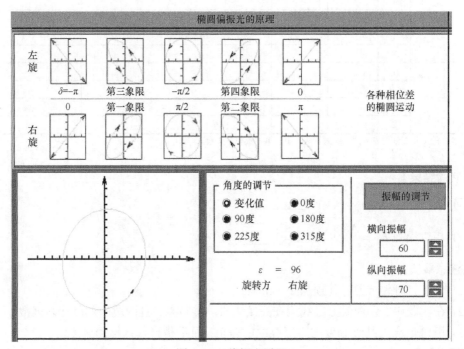

图 4-4-1　偏振光原理

(2) 偏振片的性质, 如图 4-4-2 所示。

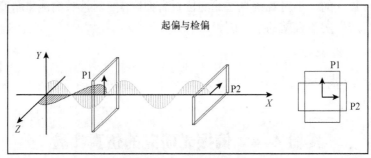

图 4-4-2　偏振片的性质

(3) 椭圆偏振光, 如图 4-4-3 所示。

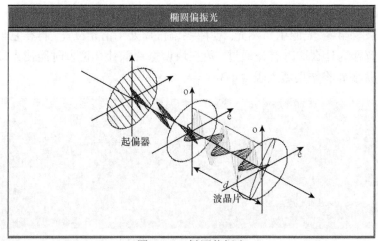

图 4-4-3 椭圆偏振光

【实验步骤】

(利用计算机仿真软件完成实验, 有关仿真软件的简介见实验 5-2 的附录)

1. 熟悉各种仪器的用途和使用方法

用鼠标点击桌面上的实验仪器, 会弹出对这种仪器在本实验中相应的详细说明与作用。

2. 起偏

光路图如图 4-4-4, 将激光束投射到屏幕上, 插入一块偏振片。使偏振片在垂直于光束的平面内旋转, 观察光强变化, 判断从激光器中出射的光的偏振状态。

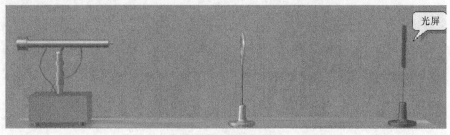

图 4-4-4 起偏光路图

选择"显示光屏", 使光屏出现在屏幕上, 并用鼠标点击"氦-氖激光器"选择光源的类型; 点击"偏振片"以调整偏振方向, 将在显示屏幕上观察到的现象填入表 4-4-1。

3. 消光

光路图如图 4-4-5, 光源用自然光, 在第一块偏振片和屏幕之间加入第二块偏振片, 将第一块偏振片固定(先确定一个角度), 旋转第二块偏振片, 观察实验现象。是否能找到一个位置使光完全消失, 此时两块偏振片之间有什么关系? 结果填入表 4-4-2 中。

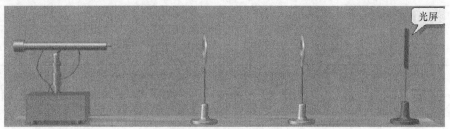

图 4-4-5 消光光路图

4. 三块偏振片的实验

光路图如图 4-4-6,光源用自然光,使两块偏振片处于消光位置,再在它们之间插入第三块偏振片,解释为什么这时有光通过,第三块偏振片取什么位置时能使光最强? 取什么位置时能使光最弱? 将结果填入表 4-4-3 中。

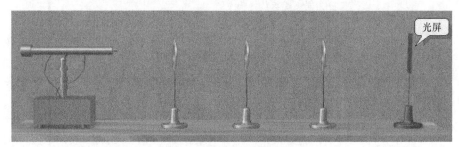

图 4-4-6 偏振片实验光路图

5. 圆偏振光与椭圆偏振光的产生

光路图如图 4-4-7。光源用自然光。

(1) 按光路图使偏振片 A 和 B 的偏振轴正交(消光)。然后插入一片 λ/4 波晶片 C。

(2) 点击波晶片 C 以调整它的方向,以光线为轴先转动波晶片 C 使其消光,然后使偏振片 B 转过 360°观察现象。

(3) 再将波晶片 C 从消光位置转过 15°、30°、45°、60°、75°、90°,每次都将偏振片 B 转过 360°,观察实验现象,将上面几次的实验结果记录在表 4-4-4 中。

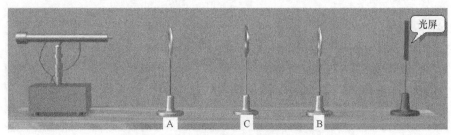

图 4-4-7 圆偏振光与椭圆偏振光光路图

【实验记录】

(1) 起偏。

表4-4-1 起偏实验记录

光源	光强变化现象
线偏振光	
圆偏振光	
椭圆偏振光	
自然光	
部分偏振光	

选填:"光强发生变化,但不消光""光强发生变化且消光""光强没有发生变化"。

(2) 消光。

表4-4-2 消光实验记录

是否找到消光位置	两块偏振片之间的关系

(3) 三块偏振片的实验。

表4-4-3 偏振片实验记录

有光通过的原因	第三块偏振片使光最强的位置	第三块偏振片使光最弱的位置

(4) 圆偏振光与椭圆偏振光的产生。

表4-4-4 圆偏振光与椭圆偏振光实验记录

波晶片 C 的转角	转动偏振片 B 时观察到的现象	通过波晶片 C 后的偏振态
0°		
15°		
30°		
45°		
60°		
75°		
90°		

在第二栏选填："光强发生变化，但不消光""光强发生变化且消光""光强没有发生变化"。

在第三栏选填："椭圆偏振光""线偏振光""圆偏振光"。

【实验结果】

利用所给的光源和装置，自己设计方法鉴别不同光源：

(1) 圆偏振光与自然光。

(2) 椭圆偏振光与部分偏振光。

用简洁的语言说明原理、步骤，记录观察的现象，并加以解释。

【注意事项】

(1) 自然光透过偏振片后光强变为一半。

(2) 当两块偏振片相互垂直时，处于消光位置。

【预习要求】

(1) 光的偏振现象。

(2) 起偏与检偏原理。

(3) 马吕斯定律。

【思考题】

(1) 区分圆偏振光与自然光。

(2) 区分椭圆偏振光与部分偏振光。

(提示: 通过一般的手段, 可以容易地区分线偏振光和其他状态的光, 但是对圆偏振光与自然光; 椭圆偏振光与部分偏振光之间用一块偏振片是无法将它们区分开的。如果再提供一块 $\lambda/4$ 波晶片 C 加在检偏的偏振片前, 就可以鉴别它们)。

(江奇锋)

实验 4-5 测定人耳的闻阈曲线

通常将能够使听觉器官引起声音感觉的波动称为声波(sound wave)。人能够感觉到的声波频率范围为 20Hz～20kHz; 高于 20000Hz 的声波叫作超声波(ultrasonic wave); 低于 20Hz 的声波叫作次声波(infrasonic wave)。人耳对于不同频率的敏感程度不一样, 为了加深对人耳的闻阈曲线的理解, 开设了本实验。

【实验目的】

(1) 了解测量闻阈曲线的原理和方法。

(2) 学会测定人耳的闻阈曲线。

(3) 掌握听觉实验仪的使用方法。

(4) 理解频率和听觉的关系, 同时感性认识各频率的感觉。

【实验器材】

A3000 数字式听觉测试仪一台。

【实验原理】

1. 耳的主客观物理量

描述声波能量的大小常用声强和声强级这两个客观物理量。声强是单位时间内通过垂直于声波传播方向的单位面积的声波能量, 用 I 来表示。但是, 在听觉区域中声强的差别很大。以 1000Hz 的声波为例, 最低的可闻强度为 10^{-2}W/m^2, 最高的痛闻强度为 1W/m^2, 两者相差 10 倍, 事实上它们在人耳中产生的主观感觉差别并没有这样大。根据实验测定, 声强每增加 10 倍时, 主观响度大约才增加 1 倍。因此, 在声学上采用声强的对数标度(即声强级)来表示声音的等级。声强级是声强的对数标度, 它是根据人耳对声音强弱变化的分辨能力来表示声强大小的客观物理量, 用 L 来表示。L 与 I 的关系为

$$L=\lg I/I_0(\text{B})=10\lg I/I_0(\text{dB})$$

式中, $I_0=10^{-12}\text{W/m}^2$ 为规定的标准可闻强度。声强级 L 的单位: B 为贝尔, 1B＝10dB(分贝)。

人耳对声音强弱的主观物理量称为响度。它随声强的增大而增加, 但两者并没有简单的线性关系, 因为响度不仅取决于声强级的大小, 而且还与声波的频率有关, 不同频率的声波在人耳中引起相等的响度时, 它们的声强级并不相等。在医学物理学中常用响度级来描述人耳对声音强弱的主观感觉, 响度级的单位是方(phon), 它选取频率为 1000Hz 纯音为基准声音, 并规定它的响度级在数值上等于其声强级(以 dB 计)。将欲测的不同频率的声音与此基准声音比较, 若该被测声音听起来与基准音的某个声强级一样响, 则这时基准声的

声强级就是该被测声音的响度级。例如, 频率为100Hz、声强级为72dB的声音与1000Hz、声强级为60dB的基准声音等响, 则频率为100Hz, 声强为72dB的声音, 其响度级为60方, 1000Hz、40dB的声音, 其响度级为40方。如图4-5-1所示为正常人耳的听觉区域和等响曲线。该图以频率的常用对数为横坐标, 声强级(声强)为纵坐标, 绘出不同频率的声音与 1000Hz 的标准声音等响时的声强级与频率的关系曲线, 如此得到的曲线称为等响曲线。

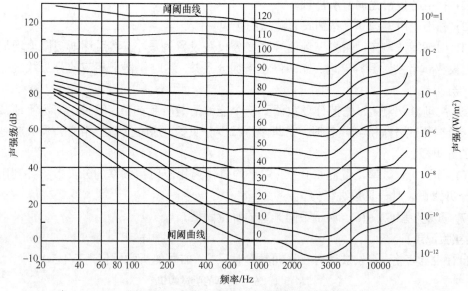

图 4-5-1　频率与声强、声强级的关系曲线

　　能够引起听觉的声音, 不仅在频率上有一定的范围, 而且在声强上也有一定范围。对于声波范围内(20Hz～20000Hz)的频率来说, 声强必须达到某一数值才能引起入耳听觉。能引起听觉的最小声强叫作听阈(又叫闻阈), 对于不同频率的声波而言, 它们的闻阈不同, 闻阈与频率之间的关系曲线叫作闻阈曲线。随着声强的增大, 人耳感到声音的响度也提高了, 当声强超过某一最大值时, 声音在人耳中会引起痛觉, 这个最大声强称为痛阈。

　　在临床上常用听力计测定病人对各种频率声音的闻阈值, 与正常人的闻阈进行比较, 借以诊断病人的听力是否正常。

　　2. A3000数字式听觉测试仪的工作原理

　　该测试仪采用微电脑控制产生不同频率的正弦声波信号, 经衰减器和功率放大器, 就得到断续分挡可调的正弦波声频信号送到耳机, 然后通过改变声频频率和衰减器衰减量的方法, 分别测量被测者的左、右耳对不同频率声频信号的闻阈, 最终测试出被测者的闻阈曲线, 其原理如图4-5-2。

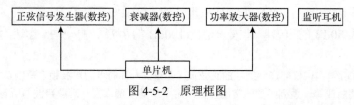

图 4-5-2　原理框图

【实验步骤】

1. 熟悉仪器

熟悉 A3000 数字式听觉测试仪面板上各键的功能，了解相应的调节方法。打开电源，调节各按键，观测各显示的变换，见本实验附录。

2. 闻阈曲线测量

(1) 确定需要测试的频率，并设计相应表格。

(2) 利用各按钮先调节所需频率。

(3) 利用"声道选择"按钮设置测试的声道。

(4) 用渐增法测定：先将声频信号强度分贝数设置为最小，然后逐渐缓慢地增加分贝数，当被测试者刚听到声音时，立即停止增加分贝数，这时仪器上相应的分贝数就是所需频率的分贝数。

(5) 用渐减法测定：先把分贝数调到一个能够清楚听到的值，然后逐渐缓慢地减少分贝数，当被测试者刚听到声音时，立即停止减少分贝数，这时仪器上相应分贝数就是所需频率的分贝数。

(6) 对于同一频率重复测量几次，取平均值作为相应所需频率的分贝数。并利用耳机频率分贝修正表对分贝数进行修正。

(7) 重复步骤(2)～(6)，测试不同频率的听觉阈值。

【实验记录】

自行设计表格，记录被测者在不同频率时，左、右耳的听觉阈值，表 4-5-1。

表4-5-1　左、右耳的听觉阈值

频率/Hz		25	50	100	200	300	400	500	800	1k
分贝/dB	左									
	右									
频率/Hz		2k	4k	8k	10k	12k	14k	18k	20k	
分贝/dB	左									
	右									

【实验结果】

做出被测者的闻阈曲线：以频率的常用对数值为横坐标，闻阈值为纵坐标，将不同频率所对应的各点连线，即为闻阈曲线。

【注意事项】

(1) 实验前开机须预热 2～4min。

(2) 戴上耳机前必须将分贝数调节到最小，以免声音过大对人耳造成损伤。

(3) 每次频率改变后，须等待约 30s 才能进行测试。

【思考题】

(1) 在声强-频率图上，等响曲线是一组曲线，这说明了什么？

(2) 有人说，80dB 的声音听起来一定比 100dB 的声音更响一些，你认为对不对？

附录

A3000 数字式听觉测试仪能产生纯净的正弦波，可测试人耳的可闻声波频率范围及相应的声强级，测量等响曲线、闻阈曲线等一系列听觉的常用参数。用于帮助正确掌握和理解声波与听觉的关系。

A3000 数字式听觉测试仪的工作模式可以分为两种: 连续和间断。其中连续模式的频率从 20Hz 到 20kHz(间隔 1Hz); 间断模式是从 20Hz 到 20kHz 中的 61 个定点频率。

1. 主要技术指标

(1) 频率显示: 5 位 LED 数码管显示。

(2) 输出音频波形: 正弦波。

(3) 频率输出范围

1) 连续模式: 20Hz～20kHz。

2) 间断模式(共 61 个定点频率)

20Hz、25Hz、32Hz、40Hz、50Hz、60Hz、64Hz、80Hz、100Hz、128Hz、200Hz、256Hz、300Hz、400Hz、500Hz、512Hz、600Hz、700Hz、800Hz、900Hz、1000Hz、1024Hz、1100Hz、1200Hz、1300Hz、1400Hz、1500Hz、1600Hz、1800Hz、1900Hz、2000Hz、2048Hz、2500Hz、3000Hz、3500Hz、4000Hz、4096Hz、4500Hz、5000Hz、5500Hz、6000Hz、6500Hz、7000Hz、7500Hz、8000Hz、8192Hz、8500Hz、9000Hz、9500Hz、10000Hz、11000Hz、12000Hz、13000Hz、14000Hz、15000Hz、16000Hz、16384Hz、17000Hz、18000Hz、19000Hz、20000Hz

(4) 频率绝对误差: 小于 0.01Hz。

(5) 波形失真度: 小于 1%。

(6) 频率响应: 20Hz～20kHz(±1dB)。

(7) 声音强度显示: 3 位 LED 数码管显示。

(8) 声音强度显示范围: 0～100dB(每格 1dB)。

(9) 声音强度输出: 左右两声道, 4 路。

(10) 输出最大功率: 1.4W。

(11) 信噪比: ≥90dB(A 计权)。

(12) 耳机型号: TS-600 宽频带立体声监听耳机。

(13) 耳机阻抗: 32Ω。

(14) 最大负载能力: 8Ω。

(15) 输出保护: 短路保护。

(16) 输入电压: AC(220±30)V。

2. 仪器面板示意图

仪器面板示意图如图 4-5-3 所示。

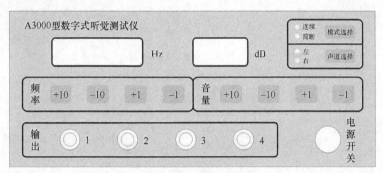

图 4-5-3　仪器界面图

3. 使用方法

(1) 接上电源开关, 插上耳机到输出中的 1～4 任意一个或同时输出多个。

(2) 检查仪器连接无误后, 打开电源开关。此时, 仪器频率显示 "1000" Hz, 音量显示 "0" dB。工作模式被设定为间断模式时, 其相应指示灯亮; 声道选择被设定为左右声道、左声道和右声道时, 同样其对应的指示灯发亮。

(3) 每按下一次 "声道选择" 按钮, 其输出就在左声道、右声道和左右声道三者之间转换一次; 每按下一次"工作模式选择"按钮，其工作模式将在间断和连续之间转换一次；每按下一次"Hz"框中的"+10"，若当前工作为连续模式，则其输出频率就增加 10Hz，若选择间断模式，则其输出频率将跳跃 10 个定点频率[定点频率的分贝详见主要技术指标中的(3)频率输出范围]；例如，开始是 50Hz，则输出将会是 1000Hz；同样，"Hz"框中的"−10""+1""−1"的功能依次类推；"dB"框中的"+10""−10""+1""−1"分别表示在目前的分贝数基础上加 10 分贝、减 10 分贝、加 1 分贝和减 1 分贝。

(4) 通过"Hz"框中的各频率选择按钮选择音频频率；通过"dB"框中的音量调节按钮可以调节所需的分贝数。

(5) 可以通过逐渐增加或减少分贝数的方法测定相应频率的闻阈值。

(6) 测试完成后，关掉电源即可。

4. 注意事项

(1) 开机前，请确认所使用的电源在交流 190～250V 所规定的范围内，否则可能导致仪器受损。

(2) 每次打开电源开关，仪器将自动把音量设置在"0"dB，而音频信号频率为 1000Hz。

(3) 实验前，仪器最好先预热 1～2min，使仪器各项指标达到最佳状态。

(4) 每次频率改变后，须等待约 30s 才能进行测试。

(5) 由于目前耳机制造技术上的问题，耳机在整个音频范围内各频率上转换效率不同，所以在同样电平的驱动下，不同频率的声强不同。因此，特在此附出耳机频率分贝修正表(表 4-5-2)，对测量结果进行修正。例如，当频率为 10kHz 时，音量显示"56"，查表 10kHz 为"−1"，则音量为 56−1=55(dB)；同理频率为 200Hz，查表 200Hz 为"+5"，则音量 56+5=61(dB)，由此可得到修正后的正确结果。

表4-5-2　耳机频率分贝修正表

频率/Hz	25	50	100	200	300	400	500	800	1k
分贝/dB	+9	+10	+10	+5	+1	−15	−12	−5	−8
频率/Hz	2k	4k	8k	10k	12k	14k	18k	20k	
分贝/dB	−11	−14	+1	−1	−1	−40	−72	−76	

由于受测试条件所限频率大于 12kHz 和小于 100Hz 时，表格所列数据仅供用户参考。

(陈龙聪)

第五章

近代物理实验

实验 5-1   G-M 计数管特性的研究

盖革-米勒(Geiger-Muller)计数管，简称 G-M 计数管，是一种实用的核辐射探测器。G-M 计数管属于气体计数器的探测器，其工作物质是气体，其功能是记录射线粒子的数量，但不能区别粒子的能量。当带电粒子进入管内电场，粒子与惰性原子的电子发生库仑作用，气体电离或激发，形成正负离子对，称为初级电离。电场作用下的电子在向阳极运动的过程中被电场加速，从而再次引起气体电离，称为次级电离。不断的电离使电子数目急剧增加形成雪崩放电。同时正离子缓慢向阴极移动，与猝灭气体分子碰撞，使大量气体电离，到达阴极的几乎全是猝灭气体的正电子。它们一方面抑制正离子在阴极上引起的电子发射；另一方面猝灭气体强烈吸引紫外光子，这些光子不能产生次级雪崩放电，使由入射粒子引起的全线雪崩式放电过程终止。

【实验目的】

(1) 学习和掌握 G-M 计数管的工作原理及使用方法。

(2) 对 G-M 计数管的坪特性进行研究。

(3) 了解计算机仿真实验的使用方法。

【实验器材】

G-M 计数管、定标器和数字式万用表(计算机仿真软件)。

【实验原理】

1. G-M 计数管的结构和原理

G-M 计数管的结构如图 5-1-1 所示。计数管通常为密封且抽真空的玻璃管，中央是一根细金属丝作为阳极，玻璃管内壁涂以导电材料薄膜或另装一金属圆筒作为阴极构成真空二极管。同时充有一定量的惰性气体和少量猝灭气体，一般二者充气分压比例为 9：1。当计数管的阳极和阴极之间加有适当的工作电压时，管内形成柱形对称电场。如有带电粒子进入管内，粒子与管内惰性气体原子的电子之间的库仑作用可使气体电离(或激发)，形成正、负离子对(负离子即为电子)，这种电离称为初级电离。在电场作用下，正负离子分别向各自相反的电极运动，但正离子向阴极运动的速度比电子向阳极运动的速度慢得多。电子向阳极运动过程中不断被电场加速，又会和原子碰撞而再次引起气体电离，称为次级电离。不断的电离过程使电子数目急剧增加，形成自激雪崩放电现象。同时，原子激发后的退激发及正负离子对的复合，都会产生大量紫外光子，这些光子可在阴极上打出光电子，这些光电子在电场中被加速，一般在 10^{-7}s

之内会使雪崩放电遍及计数管整个灵敏体积内。在这段时间内正离子移动很少，仍然包围在阳极附近，构成正离子鞘，使阳极周围电场大为减弱。在正离子缓慢地向阴极运动过程中，也会与猝灭气体分子相碰撞，因而会使大量的猝灭气体电离，使到达阴极表面的大部分是猝灭气体的正离子。它们与阴极上电子中和后大部分不再发射光子，从而抑制正离子在阴极上引起的电子发射，终止雪崩放电，形成一个脉冲电信号。因此，一次放电过程可在输出电阻上产生一个电压脉冲信号，可被计数系统记录，其数目与进入计数管的数量相对应。一个带电子粒子进入计数管，可以引起一次放电过程而产生一个电压脉冲信号而被记录。因此，G-M 计数管对带电粒子(如电子)的探测效率近于 100%。

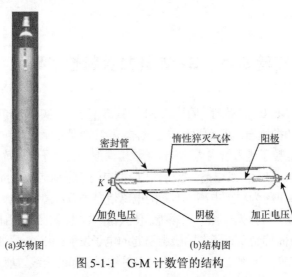

(a)实物图　　　　(b)结构图

图 5-1-1　G-M 计数管的结构

2. G-M 计数管的特性

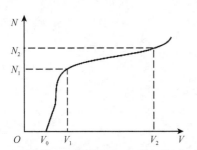

图 5-1-2　G-M 计数管的坪曲线(坪长: V_2-V_1)

(1) G-M 计数管的坪曲线: 正常的 G-M 计数管在强度不变的放射源的照射下，测量计数率随阳极和阴极间外加电压的关系，得到如图 5-1-2 所示的曲线，称为坪曲线。由图 5-1-2 中看出，在外加电压低于 V_0 时，粒子虽然进入计数管但不能引起计数，这是因为此时所形成的电压脉冲高度不足以触发定标器的阈值。随着外加电压的升高，计数管开始有计数，此时对应的外加电压 V_0 称为起始电压或阈电压。随着外加电压的继续升高，计数率也迅速增加，但外加电压从 V_1 到 V_2 这一范围内，计数率却几乎不变，这一段外加电压的范围称为坪区，V_2-V_1 的电压值称为坪长。计数管的工作电压就应选择在此范围的附近。一般有机管的坪长为 150～200V，其实电压在 800～1100V。而卤素管坪长仅约 100V，起始电压在 280～350V 范围。不过计数管的坪区也并非完全平坦，随着外加电压的进一步升高，计数率也稍有增加，如电压从 V_1 升至 V_2，计数率也从 N_1 升至 N_2。其原因主要是猝灭不够完全，即猝灭气体的正离子到达计数管阴极时有少数也还可能产生次级电子，引起假计数。这些假计数是随外加电压的升高而增加的。为了表示这一特性，定义坪斜 T 为

$$T = \frac{N_2 - N_1}{N_1(V_2 - V_2)} \times 100\%(\text{V}^{-1}) \tag{5-1-1}$$

坪斜 T 的意义为当坪长每增加 1V 时, 引起计数率增加的百分率, 一般要求合用的计数管 $T<0.1\%\mathrm{V}^{-1}$。当计数管两极上所加电压超过 V_2 时, 计数率会明显上升, 这说明已进入连续放电区, 淬灭气体已失去作用。此时计数管不能正常使用且很容易损坏, 实验中应尽量避免外加电压超过坪长区域。通过测量计数管的坪曲线, 可以得出计数管的起始电压、坪长、坪斜等参数, 并可选择正确的工作电压。

(2) 计数管的死时间和失效时间: 如果放射源的活度合适, 可用触发扫描示波器观察计数管输出脉冲波形, 如图 5-1-3 所示。图的横轴是扫描时间, 纵轴是脉冲信号幅度, 由图可看出, 在第一个大脉冲之后有一系列由小逐渐变大的脉冲。在第一个大脉冲的宽度 t_d 时间之内, 计数管内正离子鞘离阳极还很近, 管内电场较弱, 即使有离子进入管内也不能引起放电, 不会形成脉冲, 因此称 t_d 为死时间。随着正离子鞘离开阳极的距离增大, 管内电场稍有恢复, 此时若有粒子进入计数管内, 就能引起放电而形成脉冲, 不过脉冲幅度很小。随着正离子鞘接近阴极, 管内电场逐渐恢复, 输出脉冲也逐渐恢复到大脉冲的幅度。直到正离子鞘到达阴极而被中和, 管内电场完全复原, 输出脉冲也达到正常幅度。见图 5-1-3 中表示脉冲幅度的变化情形, 其中 t_d 表示计数管的死时间, t_r 为恢复时间, 此段时间有粒子进入计数管时, 它可能产生脉冲信号, 但其幅度较小。实际上计数管不能计数粒子的时间一般大于 t_d 而小于 t_d+t_r。计数管实际不能计数的时间称为失效时间(或称分辨时间)。失效时间除决定于计数管的结构和工作电压外, 还与计数率的大小和定标器的触发阈等因素有关。参考图 5-1-3 中表示, 如定标器的触发阈选为 V_1, 则对应计数管的失效时间为 t_1, 若触发阈选择为 V_2, 失效时间应为 t_2, 由于计数管有失效时间, 所以测量粒子数目时会产生漏计数, 尤其是放射源活度较强时可能产生的漏计数也多, 一般须进行校正。计数管失效时间为 t_1, 含意是当粒子进入计数管而形成脉冲信号后的 t_1 时间内, 即使再有粒子进入计数管也不能再产生脉冲信号即不能再引起计数, 但也不延长失效时间。若单位时间内进入计数管的平均计数率为 n_0, 而实际计数管测量的计数率为 n, 那么可知漏计数为

$$n_0 - n = n_0 n t_1$$

由此可求出真正平均计数率 n_0 为

$$n_0 = \frac{n}{1 - n t_1}$$

测量计数管的失效时间 t_1 后, 根据实际的计数率 n 即可求出真正的平均计数率 n_0 值。一般计数管的失效时间约为 102μs, 由此可估计漏计数的多少, 根据 n_0 的大小和精确度要求决定是否要进行漏计数校正。

【实验步骤】

(利用计算机仿真软件完成实验, 有关仿真软件的简介见本实验后面的附录)

(1) 熟悉各种仪器的用途和使用方法。用鼠标点击桌面上的实验仪器, 会弹出对这种仪器在本实验中相应的详细说明与作用。

(2) 做实验预习思考题。

(3) 连接实验电路(实验设备如图 5-1-4)双击 G-M 计数管可以使其水平翻转, 改变正负极的位置(如左端为正, 双击后变为右端为正)。

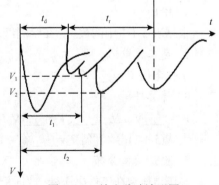

图 5-1-3 输出脉冲波形图

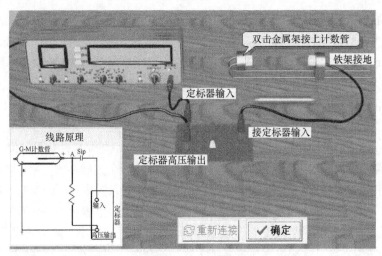

图 5-1-4　实验设备图

(4) 测定 G-M 计数管坪特性曲线: 打开计数管的电压和高压开关, "工作选择" 定为 "半自动"。

1) 寻找起始电压 V_0。

2) 测坪曲线。"时间选择" 定为 10^0s(时间倍乘为 1 倍), 从起始电压 V_0 测起, 每隔 1V 电压测一个点, 当电压值等于、大于 (V_0+20)V 时, "时间选择" 定为 10s(时间倍乘为 1 倍), 每隔 5V 电压测一个点, 将结果记录于表 5-1-1 中。

【实验记录】

表5-1-1　测坪曲线记录表

$(V_0 = \qquad$ V)

电压V/V															
计数值N															
电压V/V															
计数值N															

【实验结果】

1. 绘图

根据表 5-1-1 中的数据, 在绘图纸上绘制电压-计数率曲线。

2. 定工作电压

工作电压 $V =$ ＿＿V。

3. 计算坪斜

$V_1 =$ ＿＿V　$N_1 =$ ＿＿; $V_2=$ ＿＿V, $N_2 =$ ＿＿。

由式(5-1-1)得: 坪斜 $T =$ ＿＿%。

4. 验证泊松分布

高压电压定在工作电压处, "时间选择" 定为 10^0s(时间倍乘数为 6 倍), "工作选择" 定为 "自动"。实验时, 先按 "计数" 后按 "加速键"。将结果记录于表 5-1-2 中。

表5-1-2　验证泊松分布记录表

数值	1	2	3	4	5	6	7	8	9	10	11	12	13	14	15	16	17
出现的次数																	

根据表 5-1-2 中的数据, 在绘图纸上绘制泊松分布曲线。

5. 验证正态分布

高压电压定在工作电压处, "时间选择"定为 10^0s(时间倍乘数为 6 倍), "工作选择"定为 "自动"。实验时, 先按 "计数" 后按 "加速键"。将结果记录于表 5-1-3 中。

表5-1-3　验证正态分布记录表

数值	1	2	3	4	5	6	7	8	9	10	11	12	13	14	15	16	17
出现的次数																	

根据表 5-1-3 中的数据, 在绘图纸上绘制高斯曲线。

【注意事项】

(1) 寻找起始电压时, 发现计数管开始计数并且计数值在 0~5 范围之内时, 这个电压即为要找的起始电压。

(2) 在计数过程中, 发现计数管计数急骤增加时, 必须立即降低电压并不再计数。

(3) 工作电压取坪区的 1/3 处到 1/2 处的电压值为宜, 自己选择。

【预习要求】

(1) G-M 计数管的结构、原理和特性。

(2) 带电粒子与物质的相互作用: 电离或激发的原理。

【思考题】

(1) 考虑寻找起始电压时应注意什么?

(2) 坪曲线包含几个参量, 如何选工作电压?

(3) 工作电压为什么要取坪区的 1/3 处到 1/2 处的电压值为宜?

附录　医学物理学计算机仿真实验简介

随着电子技术的飞速发展, 新器件与新的实验方法层出不穷, 传统的实验教学方法已远远落后于时代的发展。为此, 要培养适应 21 世纪高素质的医学工程技术人才, 必须转变教育思想, 更新教育观念, 改革人才培养模式, 突出创新教育精神。基于这种教学改革的思想, 经教研室多次反复论证, 确立了采用实际操作与计算机仿真相结合的实验教学方式, 利用现代科技条件, 对实验的课程体系、教学内容、教学方法与手段、教学媒体等多方面进行了研究与探索, 从培养学生运用知识和提高实际工作能力出发, 力求寻找出一种与现代高新技术紧密结合的新型的实验教学模式, 突出创新教育, 注重对学生创新能力的培养, 形成一个灵活多样、适应不同层次、不同专业要求的新型的实验课教学体系, 以适应面向 21 世纪人才培养的需要。医学物理学实验教学主要是由学生对仪器的实际操作、观察、测量等过程完成的。因此, 对物理实验的仿真需要达到良好的仿真性、实时交互性、可设计性等。而各种计算机虚拟技术正是实现这一要求的有效手段。

计算机仿真物理实验是利用计算机创建一个可视化的实验操作环境, 其中的每一个可视化仿真物体代表一种实验仪器或设备, 通过操作这些虚拟的实验仪器或设备, 即可进行各种实验, 达到与真实实验相一致的教学要求和目的, 它是虚拟仿真技术、计算机技术和专业理论知识多方面结合的结晶, 各种仿真实验一般具有以下两个基本特点:

(1) 仿真性。实验环境和实验仪器具有高度真实感，学生在计算机上进行操作如同置身于真实的实验环境，对真实的实验仪器进行操作。

(2) 交互性。仿真实验使实验变成学生与计算机的双向交流，学生利用鼠标或键盘可以自由对仪器进行操作，自由选择实验内容和实验进程等，可极大限度地调动学生的学习积极性。

计算机仿真物理实验在物理实验教学中的优势：

(1) 计算机仿真物理实验的运用改变了传统的实验教学模式，推进了实验教学向科学化、现代化方向发展。在传统实验教学过程中，学生在很大程度上处于被动地位。对于一些复杂的实验，通过老师的讲述和学生有限时间的操作，学生很难将实验仪器及实验过程完全弄清楚，更谈不上对实验进行发挥、创造和运用，因此，传统的实验教学受时间和空间的限制比较大。另外传统的实验教学模式缺少对学生学习兴趣的激励，实验效果大打折扣。仿真实验将实验室搬上了计算机，学生通过操作鼠标和键盘能够了解实验仪器、实验原理、实验内容，进行实验操作，观察实验现象，收集数据，分析数据，得出结论等，其实验效果等同于甚至优于在真实环境中所取得的效果。图文并茂的仿真实验界面和较好的人机交互能力又能极大地调动学生的学习兴趣，提高学习效率。

(2) 计算机仿真物理实验能节省实验经费，保证了实验的项目和数量。有些实验，特别是近代的一些实验，耗资大，实验仪器昂贵，操作复杂，很多学校没有能力开设，而往往这些实验与当前先进的科学技术密切关联，是需要学生去亲眼观察，亲手实践的。由于经费的限制不能开设，的确非常遗憾。利用先进的计算机仿真技术可以弥补这方面的不足。如今人们不仅能利用仿真技术模拟出各种各样实验仪器的三维图形，还能让仿真实验的操作者对仪器的关键部位进行拆除，内部部件进行解剖，在实验过程中能够达到与真实实验类似的效果。有了计算机和好的实验仿真软件，那些耗资大的实验同样可以开设，从而保证了实验的项目和数量。

仿真实验室能弥补传统实验教学的不足，具有许多优点，但不能将实验教学完全建立在仿真实验的基础上，因为仿真实验毕竟也有自己的缺陷，如完全用仿真实验来进行实验教学会淡化学生对真实仪器的感受，影响他们的实验技能。最理想的情况是仿真实验与传统实验相结合。

(陈　萍)

实验 5-2　光电效应参量的测定

当光照在物体上时，光的能量仅有一部分以热的形式为物体吸收，而另一部分则转换为物体中某些电子的能量，使电子逸出物体表面，这种现象称为光电效应。光电效应所逸出的电子称为光电子。在光电效应中，光束显示出了它的粒子性质，所以这种现象对认识光的二象性具有极其重要的意义。

【实验目的】

(1) 掌握光电效应和光电子的概念以及光电效应的基本规律。

(2) 使用光电效应方法测量普朗克常量。

(3) 了解计算机仿真实验的使用方法。

【实验器材】

GD-5 光电管、单色仪、水银灯、检流计、直流电源、直流电压表、滑线变阻器、临界电阻箱等(计算机仿真软件)。

【实验原理】

1. 光电效应原理

光电效应的实验原理图如图 5-2-1 所示。其中, S 为真空光电管, K 为阴极, A 为阳极, 当无光照射时, 由于阳极与阴极是断路, 所以检流计 G 中无电流流过; 当用一波长比较短的单色光照射到阴极 K 时, 形成光电流, 光电流随加速电势差 U 变化的伏安特性曲线如图 5-2-2 所示。光电流随加速电势差 U 的增加而增加, 加速电势关增加到一定量值后, 光电流强度到达饱和值, 饱和电流强度与光强成正比, 而与入射光的频率无关。

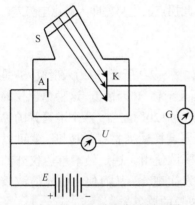

图 5-2-1　光电效应实验原理图

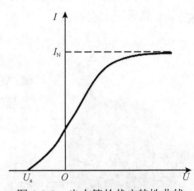

图 5-2-2　光电管的伏安特性曲线

(1) 光电子的初动能与入射光频率之间的关系: 光电子从阴极逸出时, 具有初动能, 在减速电压下, 光电子逆着电场力做功, 即

$$\frac{1}{2}mv^2 = eU_a \tag{5-2-1}$$

根据爱因斯坦关于光的本性的假设, 光是运动着的粒子流, 这些光粒子称为光子每一个光子的能量为 $\varepsilon = h\nu$, 其中 h 为普朗克常量, ν 为光波的频率。所以, 不同频率的光波对应光子的能量不同。光电子吸收了光子的能量 $h\nu$ 之后, 一部分消耗于克服电子的逸出功 A, 另一部分转换为电子动能, 由能量守恒定律可知

$$h\nu = \frac{1}{2}mv^2 + A \tag{5-2-2}$$

式(5-2-2)称为爱因斯坦光电效应方程。由此可见, 光电子的初动能与入射光频率 ν 是线性关系, 而与入射光的强度无关。

(2) 光电效应存在光电阈值: 实验指出, 当光的频率 $\nu < \nu_0$ 时, 不论用多强的光照射到物质都不会产生光电效应, 根据爱因斯坦光电效应方程(5-2-2), $\nu_0 = A/h$ 称为红限。式(5-2-2)还提供了测量普朗克常量的一种方法。

由式(5-2-1)和式(5-2-2)可得: $h\nu = e|U_0| + A$, 当用不同频率 $(\nu_1, \nu_2, \nu_3, \mathrm{L}, \nu_n)$ 的单色光分别作光源时, 就有

$$h\nu_1 = e|U_1| + A$$
$$h\nu_2 = e|U_2| + A$$
$$\mathbf{M}$$
$$h\nu_n = e|U_n| + A$$

联立其中任意两个方程就可得到

$$h = \frac{e(U_i - U_j)}{\nu_i - \nu_j}$$ (5-2-3)

由此测定了两个不同频率的单色光所对应的遏止电势差即可算出普朗克常量 h。因此，用光电效应方法测量普朗克常量的关键在于获得单色光，测得光电管的伏安特性曲线和确定遏止电势差值。

(3) 用拐点法测量遏止电势差：在光电管的结构设计上，反向电流能较快地饱和，因此伏安特性曲线在反向电流进入饱和段后有着明显的拐点，此拐点的电势差即为遏止电势差。确定遏止电势差值常常采用拐点法。

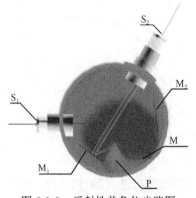

图 5-2-3　反射性单色仪光路图

2. 反射性单色仪

反射性单色仪如图 5-2-3 所示，S_1 为入射缝，S_2 是出射缝，M_1 和 M_2 是球面反射镜，P 为棱镜。这种单色仪的入射光与出射光之间夹角为 120° 左右，两个准直管的物镜都由反射镜组成。只要调换适当材料的棱镜，就可以在紫外、可见及红外线区域使用。通过转动单色仪外部的鼓轮使得棱镜的位置发生变化，从而使出射光的波长发生变化，以得到特定波长的单色光。

【实验步骤】

(利用计算机仿真软件完成实验，有关仿真软件的简介见本实验附录)

1. 熟悉各种仪器的用途和使用方法

用鼠标点击桌面上的实验仪器会弹出对这种仪器在本实验中相应的详细说明与作用。

2. 做实验预习思考题

实验预习思考题目一共有五个小题，十个空，请根据题目下方给出的答案将你认为正确的答案代号填入题上的空白中。当十个空都填写完毕后，退出实验预习思考题。

3. 连接实验电路(实验设备如图 5-2-4)

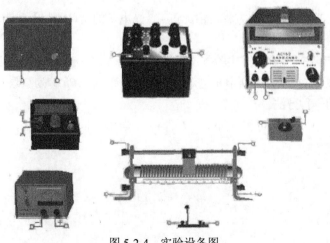

图 5-2-4　实验设备图

(1) 浮动工具条：连接实验电路的时候有一个浮动的工具条，使用图示如图 5-2-5。

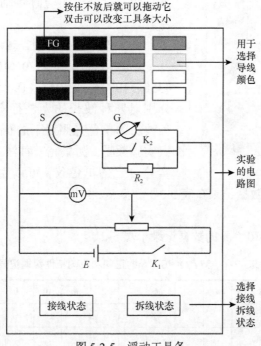

图 5-2-5　浮动工具条

(2) 连线的方法：进入连线状态后，用鼠标点中某个电路节点，拖出导线至另一节点即可用导线连接上这两个节点。

(3) 拆线的方法：进入拆线状态后，用鼠标点击某个有连线的节点，拖到与之有导线相连的另一个节点，即可拆除这两个节点之间的导线。

(4) 根据测量光电管正向特性的电路图(图 5-2-6)将实验电路接好。

(5) 根据测量光电管反向特性的电路图(图 5-2-7)将实验电路接好。

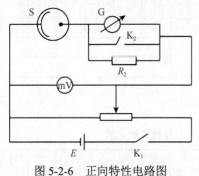
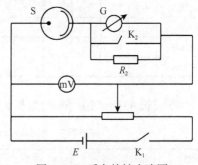

图 5-2-6　正向特性电路图　　　　　　　图 5-2-7　反向特性电路图

4. 检流计的调零和临界电阻箱的调节

(1) 检流计的调零：点击实验台上的检流计，弹出检流计的使用界面(图 5-2-8)。检流计有五种工作状态：短路、直接、×1、×0.1、×0.01；测量光电管的正向特性电压时，要把工作状态调到×0.1 挡以方便读数，而测量反向特性的时候，就要调到×1 挡以方便读数。检流计使用前要进行调零工作，调零的时候用调零旋钮将检流计的显示光标调到零点处。

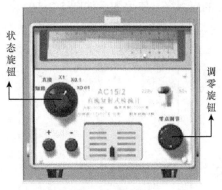

图 5-2-8　检流计

(2) 临界电阻箱的调节: 为了使检流计工作在临界阻尼之下, 实验时将临界电阻箱调至 8300Ω 左右。

5. 调节单色仪得到合适波长的单色光

实验中将用到 5770×10^{-10}m、5461×10^{-10}m、4358×10^{-10}m 和 4047×10^{-10}m 四种波长的单色光。分别对四种波长的光进行实验, 得到光电管在各种波长的单色光照射下的正向、反向电压特性的八组实验数据, 测量完一种波长的一组数据后, 点击实验台上的单色仪, 可以用单色仪调节另外一种波长的单色光, 将实验数据记录在表 5-2-1~表 5-2-4 中。

【实验记录】

(1) 将波长 5770×10^{-10}m 的数据记录于表 5-2-1。

表5-2-1　5770×10^{-10}m的正向和反向特性数据记录

次数	1	2	3	4	5	6	7	8	9	10	11	12	13	14	15	16
正向电压/V																
正向电流/mA																
反向电压/V																
反向电流/mA																

(2) 将波长 5461×10^{-10}m 的数据记录于表 5-2-2 中。

表5-2-2　5461×10^{-10}m的正向和反向特性数据记录

次数	1	2	3	4	5	6	7	8	9	10	11	12	13	14	15	16
正向电压/V																
正向电流/mA																
反向电压/V																
反向电流/mA																

(3) 将波长 4358×10^{-10}m 的数据记录于表 5-2-3 中。

表5-2-3　4358×10^{-10}m的正向和反向特性数据记录

次数	1	2	3	4	5	6	7	8	9	10	11	12	13	14	15	16
正向电压/V																
正向电流/mA																
反向电压/V																
反向电流/mA																

(4) 将波长 4047×10^{-10}m 的数据记录于表 5-2-4。

表5-2-4　4047×10⁻¹⁰m的正向和反向特性数据记录

次数	1	2	3	4	5	6	7	8	9	10	11	12	13	14	15	16
正向电压/V																
正向电流/mA																
反向电压/V																
反向电流/mA																

【实验结果】

(1) 根据记录下来的数据绘出光电管的伏安特性曲线图。

(2) 根据拐点法的原理(即光电管反向特性曲线在反向电流进入饱和段后有着明显的拐点, 此拐点的电势差即为遏止电势差), 从实验得到的反向伏安曲线上判断出每种波长的单色光对应的遏止电势差值。

(3) 由式(5-2-3)计算出普朗克常量值, 并求出

平均值: $\bar{h} = \underline{\qquad}$。

相对百分误差: $E = \dfrac{\left|\bar{h} - h_{标}\right|}{h_{标}} \times 100\% = \underline{\qquad}$。

绝对误差: $\Delta h = E \times \bar{h} = \underline{\qquad}$。

普朗克常量值: $h = \bar{h} \pm \Delta h = \underline{\qquad}$。

【注意事项】

(1) 当测量光电管正向伏安特性曲线时, 光电管阴极应接电源的负极板; 测反向伏安特性曲线时, 光电管阴极应接电源正极板。

(2) 测量光电管的正向特性电压时, 检流计要把工作状态调到×0.1挡以方便读数, 而测量反向特性的时候, 就要调到×1挡以方便读数。

【预习要求】

(1) 弄清楚光电效应的原理。

(2) 光电效应的基本规律。

【思考题】

(1) 请说出光电流与加速电势差 U 的关系。

(2) 光电子的初动能与入射光的关系。

(3) 当测量光电管正向伏安特性曲线时, 光电管阴极应接电源的正极还是负极? 测反向伏安特性曲线时, 光电管阴极应接电源的正极还是负极?

附录

计算机仿真实验并不能代替学生做真实的实验。然而, 目前在物理实验教学中, 由于实验仪器复杂、精密和昂贵, 往往不能允许学生自行设计实验参数、反复调整仪器, 这对学生剖析仪器性能和结构、理解实验的设计思想和方法是很不利的。计算机仿真实验可在相当程度上弥补实验教学上这方面的缺憾。

仿真技术引入实验教学中, 改变了以往单一的实验方式。在仿真实验中, 由于不受实验条件的约束, 学生能够熟练掌握各种实验仪器的使用方法, 掌握元器件的识别方法及主要参数的测试方法, 测量结果能够很方便地由测量仪器中读出, 测量精度高, 完成一种实验方法测试的时间短, 在一次实验课中可进行

多种方法测试，使学生掌握了一门新型的实验分析方法，这样调动了学生进行实验的积极性，提高了学生的实验兴趣，培养了学生应具有的严谨的科学态度，从而提高实验课的教学效果。

(江奇锋)

实验 5-3　光敏传感器的特性测试

将光信号转换为电信号的传感器称为光敏传感器，也称为光电式传感器，它可用于检测直接由光照明度变化引起的非电量，如光强、光照度等；也可间接用来检测能转换成光量变化的其他非电量，如零件直径、表面粗糙度、位移、速度、加速度及物体形状、工作状态识别等。光敏传感器具有非接触、响应快、性能可靠等特点，因而在工业自动控制及智能机器人中得到广泛应用。

光敏传感器的物理基础是光电效应，通常分为外光电效应和内光电效应两大类，在光辐射作用下电子逸出材料的表面，产生光电子发射现象，称为外光电效应或光电子发射效应。基于这种效应的光电器件有光电管、光电倍增管等。另一种现象是电子并不逸出材料表面的，则称为内光电效应。光电导效应、光生伏特效应都属于内光电效应。许多半导体材料的很多电学特性都因受到光的照射而发生变化。因此也属于内光电效应范畴，本实验所涉及的光敏电阻、光敏二极管等均是内光电效应传感器。

通过本设计性实验可以帮助学生了解光敏电阻、光敏二极管的光电传感特性及在某些领域中的应用。

【实验目的】

(1) 学习各种光电传感器的工作原理、基本物理特性和测量方法。

(2) 了解光敏电阻的基本特性，测出它的伏安特性曲线。

(3) 了解硅光敏二极管的基本特性，并测出它的光照特性曲线。

【实验器材】

FB815 型光敏传感器光电特性设计性实验仪，万用电表一只，导线若干。

【实验原理】

1. 光敏电阻

光敏电阻是利用半导体光电导效应制成的一种特殊电阻，对光线十分敏感，它的电阻值能随着外界光照强弱(明暗)变化而变化。它在无光照射时，呈高阻状态；当有光照射时，其电阻值迅速减小。光敏电阻通常由光敏层、玻璃基片(或树脂防潮膜)和电极等组成，如图 5-3-1 所示。

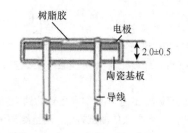
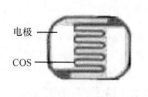
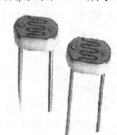

图 5-3-1　光敏电阻结构图

在光照作用下能使物体的电导率改变的现象称为内光电效应。本实验所用的光敏电阻就是基于内光电效应的光电元件。当内光电效应发生时，固体材料吸收的能量使部分价带电子迁移到导带，同时在价带中留下空穴。这样由于材料中载流子个数增加，材料的电导率增加，电导率的改变量为

$$\Delta\sigma = \Delta p \cdot e \cdot \mu_\text{p} + \Delta n \cdot e \cdot \mu_\text{n} \tag{5-3-1}$$

在式(5-3-1)中，e 为电荷电量；Δp 为空穴浓度的改变量；Δn 为电子浓度的改变量；μ 表示迁移率。

当两端加上电压 U 后，光电流为

$$I_\text{ph} = \frac{A}{d} \cdot \Delta\alpha \cdot U \tag{5-3-2}$$

式(5-3-2)中，A 为与电流垂直的表面；d 为电极间的间距。在一定的光照度下，$\Delta\sigma$ 为恒定的值，因而光电流和电压呈线性关系。

光敏电阻的伏安特性如图 5-3-2 所示，不同的光照度可以得到不同的伏安特性，表明电阻值随光照度发生变化。光照度不变的情况下，电压越高，光电流也越大，而且没有饱和现象。当然，与一般电阻一样光敏电阻的工作电压和电流都不能超过规定的最高额定值。

当光电器件电极上的电压一定时，光电流与入射到光电器件上的光照强度之间的关系称为光照特性。光敏电阻的光照特性如图 5-3-3 所示。不同的光敏电阻的光照特性是不同的，但是在大多数情况下，曲线的形状都与图 5-3-3 的结果类似。由于光敏电阻的光照特性是非线性的，因此不适宜作线性敏感元件，这是光敏电阻的缺点之一。所以在自动控制中光敏电阻常用作开关量的光电传感器。

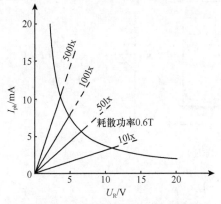

图 5-3-2　光敏电阻的伏安特性曲线

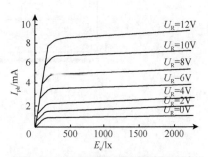

图 5-3-3　光敏电阻的光照特性曲线

光敏电阻对入射光的光谱具有选择作用，即光敏电阻对不同波长的入射光有不同的灵敏度。光敏电阻的相对光敏灵敏度与入射波长的关系称为光敏电阻的光谱特性，亦称为光谱响应。图 5-3-4 为几种不同材料光敏电阻的光谱特性。对应于不同波长，光敏电阻的灵敏度是不同的，而且不同材料的光敏电阻光谱响应曲线也不同。

实验证明，光敏电阻的光电流对光照强度的变化有一定的响应时间，即光敏电阻产生的光电流有一定的惯性，这种惯性通常用时间常数表示。光敏电阻自光照停止到光电流下降至原值的 63%时所经过的时间称为光敏电阻的时间常数。大多数的光敏电阻时间常数都

较大，这是它的缺点之一。不同材料的光敏电阻具有不同的时间常数(毫秒数量级)，因而它们的频率特性也就各不相同。图 5-3-5 为硫化镉和硫化铅两种不同材料的光敏电阻的频率特性，即相对灵敏度 KI 与光强变化频率 *f* 之间的关系曲线。

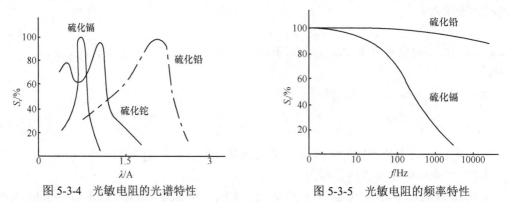

图 5-3-4　光敏电阻的光谱特性　　　　图 5-3-5　光敏电阻的频率特性

此外，光敏电阻和其他半导体器件一样，受温度影响较大。总之，光敏电阻具有光谱特性好、允许的光电流大、灵敏度高、使用寿命长、体积小等优点，所以应用广泛。

2. 硅光电池

(1) 硅光电池的结构：硅光电池的基本结构如图 5-3-6，当半导体 PN 结处于零偏或反偏时，在它们的结合面耗尽区存在一内电场，当有光照时，入射光子将把处于价带中的束缚电子激发到导带，激发出的电子空穴对在内电场作用下分别漂移到 N 型区和 P 型区，当在 PN 结两端加负载时就有一光生电流流过负载。流过 PN 结两端的电流可由式(5-3-3)确定。

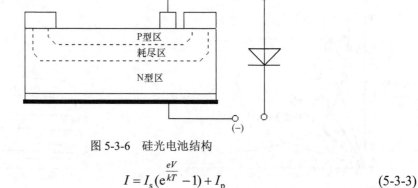

图 5-3-6　硅光电池结构

$$I = I_s(e^{\frac{eV}{kT}} - 1) + I_p \tag{5-3-3}$$

式(5-3-3)中，I_s 为饱和电流；V 为 PN 结两端电压；T 为绝对温度；I_p 为产生的光电流。从式中可以发现，当光电池处于零偏时，$V=0$，流过 PN 结的电流 $I=I_p$；当光电池处于反偏时(在本实验中取 $V= -5V$)，流过 PN 结的电流 $I=I_p-I_s$，因此，当光电池用作光电转换器时，光电池必须处于零偏或反偏状态。光电池处于零偏或反偏状态时，产生的光电流 I_p 与输入光功率 P_i 有以下关系：

$$I_p = RP_i \tag{5-3-4}$$

(2) 硅光电池的基本特性

1) 短路电流。如图 5-3-7 所示, 不同的光照作用下, 毫安表如显示不同的电流值即为硅光电池的短路电流特性。

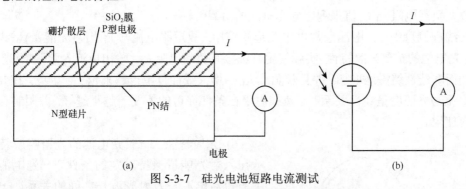

图 5-3-7　硅光电池短路电流测试

2) 开路电压。如图 5-3-8 所示, 不同的光照作用下, 电压表如显示不同的电压值即为硅光电池的开路电压特性。

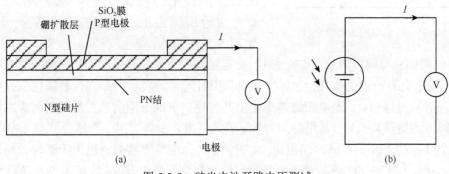

图 5-3-8　硅光电池开路电压测试

3) 伏安特性。在硅光电池输入光强度不变时, 测量当负载在一定的范围内变化时, 光电池的输出电压及电流随负载电阻变化的关系曲线称为硅光电池的伏安特性, 如图 5-3-9 所示。

4) 光照特性。光电池在不同光照度下, 其光电流和光生电动势是不同的, 它们之间的关系就是光照特性, 如图 5-3-10 所示。

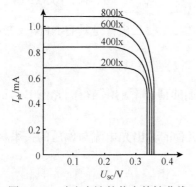

图 5-3-9　硅光电池的伏安特性曲线

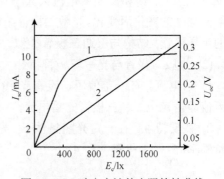

图 5-3-10　硅光电池的光照特性曲线

5) 负载特性(输出特性)。光电池作为电池使用，在入射光照射下，由于内光电效应把处于价带中的束缚电子激发到导带，而产生光伏电压，在光电池两端加一个负载就会有电流流过，当负载很小时，电流较小而电压较大；当负载很大时，电流较大而电压较小。实验时可改变负载电阻 R_L 的值来测定硅光电池的负载特性。

在线性测量中，光电池通常以电流形式使用，故短路电流与光照度(光能量)呈线性关系，是光电池的重要光照特性。实际使用时都接有负载电阻 R_L，输出电流 I_L 随照度(光通量)的增加而非线性缓慢地增加，并且随负载 R_L 的增大线性范围也越来越小。因此，在要求输出的电流与光照度呈线性关系时，负载电阻在条件许可的情况下越小越好，并限制在光照范围内使用。

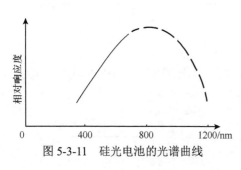

图 5-3-11　硅光电池的光谱曲线

6) 光谱特性。一般光电池的光谱响应特性表示在入射光能量保持一定的条件下，光电池所产生的短路电流与入射光波长之间的关系。一般用相对响应表示，实验中硅光电池的响应范围为 400～1100nm，峰值波长为 800～900nm，由于实验仪器所提供的波长范围为 400～650nm，因此，实验所测出的光谱响应曲线呈上升趋势，如图 5-3-11 所示。

7) 时间响应与频率响应。实验证明，光电器件的信号的产生和消失不能随着光强改变而立刻变化，会有一定的惰性，这种惰性通常用时间常数表示。即当入射辐射到光电探测器后或入射辐射遮断后，光电探测器的输出升到稳定值或下降到照射前的值所需时间称为响应时间。为衡量其长短，常用时间常数 τ 的大小来表示。当用一个辐射脉冲光电探测器，如果这个脉冲的上升和下降时间很短，如方波，则光电探测器的输出由于器件的惰性而有延迟，从 10%上升到 90%峰值处所需的时间称为探测器的上升时间，而从 90%下降到 10%所需的时间称为下降时间。

3. 光敏二极管与光敏三极管

(1) 光敏二极管与光敏三极管结构：光敏二极管与半导体二极管在结构上是类似的，其管芯是一个具有光敏特征的 PN 结，具有单向导电性，因此工作时须加上反向电压。无光照时，有很小的饱和反向漏电流，即暗电流，此时光敏二极管截止。当受到光照时，饱和反向漏电流大大增加，形成光电流，它随

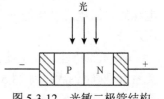

图 5-3-12　光敏二极管结构

入射光强度的变化而变化。光敏二极管结构见图 5-3-12。光敏三极管是具有 NPN 或 PNP 结构的半导体管，结构与普通三极管类似。

(2) 光敏二极管与光敏三极管特性

1) 暗电流。在一定偏压、没有光照(即黑暗环境)的情况下，所测得的光电二、三极管电流值即为光电二、三极管的暗电流。

2) 伏安特性。在一定光照条件下，光电二、三极管的输出光电流与偏压的关系称为伏安特性(图 5-3-13 和图 5-3-14)。

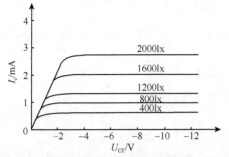
图 5-3-13　光敏二极管的伏安特性曲线

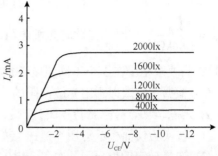
图 5-3-14　光敏三极管的伏安特性曲线

3) 光照特性。光敏传感器的光谱灵敏度与入射光强之间的关系称为光照特性, 有时光敏传感器的输出电压或电流与入射光强之间的关系也称为光照特性(图 5-3-15 和图 5-3-16), 它也是光敏传感器应用设计时选择参数的重要依据之一。

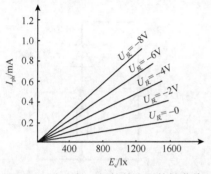
图 5-3-15　光敏二极管的光照特性曲线

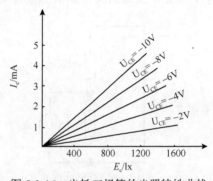
图 5-3-16　光敏三极管的光照特性曲线

4) 响应时间特性。光敏晶体管受调制光照射时, 相对灵敏度与调制频率的关系称为频率特性。减少负载电阻能提高频率响应, 但输出降低。一般来说, 光敏三极管的频率响应比光敏二极管差得多, 锗光敏三极管的频率响应比硅管小一个数量级。

实验证明, 光电器件的信号的产生和消失不能随着光强改变而立刻变化, 会有一定的惰性, 这种惰性通常用时间常数表示。即当入射辐射到光电探测器后或入射辐射遮断后, 光电探测器的输出升到稳定值或下降到照射前的值所需时间称为响应时间。为衡量其长短, 常用时间常数 τ 的大小来表示。当用一个辐射脉冲光电探测器时, 如果这个脉冲的上升和下降时间很短, 如方波, 则光电探测器的输出由于器件的惰性而有延迟, 从 10%上升到 90%峰值处所需的时间称为探测器的上升时间, 而从 90%下降到 10%所需的时间称为下降时间。

5) 光谱特性。不同材料制成的光敏二极管与光敏三极管有着不同的光谱特性, 它反映了光敏二极管与光敏三极管对不同波长的光反应的灵敏度是不同的。把反应最灵敏的波长, 叫作该光敏二极管或光敏三极管的峰值波长。

【实验步骤】

1. 光敏电阻的伏安特性测试

(1) 按实验仪面板示意图 5-3-17 接好实验线路, 光源用标准钨丝灯。将检测用光敏电阻装入待测点, 连接 +2～+12V 电源, 光源电压 0～12V 电源(可调)。

(2) 先将可调光源调至一定的光照度, 每次在一定的光照条件下, 测出电源电压为:

$+2V$、$+4V$、$6V$、$+8V$、$+10V$、$+12V$ 时电阻 R_1 两端的电压 U_R，从而得到 6 个光电流数据

$I_{ph} = \dfrac{U_R}{1.00k\Omega}$，同时算出此时光敏电阻的阻值，即 $R_g = \dfrac{U_{cc} - U_R}{I_{ph}}$。以后调节相对光强重复

上述实验(要求至少在 3 个不同照度下重复以上实验)。

(3) 根据实验数据画出光敏电阻的一族伏安特性曲线。

2. 光敏二极管的光照特性测试

(1) 按实验仪面板示意图 5-3-18 接好实验线路。

(2) 选择一定的偏压，每次在一定的偏压下测出光敏二极管在相对光照度为"弱光"

到逐步增强的光电流数据，其中 $I_{ph} = \dfrac{U_R}{1.00k\Omega}$ (1.00kΩ 为取样电阻)。这里要求至少测出 3 个

不同的反偏电压下的数据。

(3) 根据实验数据画出光敏二极管的光照特性曲线。

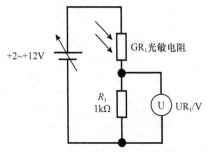

图 5-3-17 光敏电阻的伏安特性测量电路

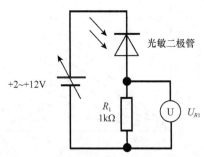

图 5-3-18 光敏二极管光照特性测量电路

【实验记录】

1. 光敏电阻伏安特性

将光敏电阻伏安特性实验数据填至表 5-3-1～表 5-3-3。

表5-3-1 光敏电阻伏安特性测试数据表 （照度：173lx）

电源电压/V	2	4	6	8	10	12
R_1电压U_{R1}/V						
光电流I_{ph}/A						
光敏电压U_0/V						
光敏电阻R_g /Ω						

表5-3-2 光敏电阻伏安特性测试数据表 （照度：861lx）

电源电压/V	2	4	6	8	10	12
R_1电压U_{R1}/V						
光电流I_{ph}/A						
光敏电压U_0/V						
光敏电阻R_g /Ω						

表5-3-3　光敏电阻伏安特性测试数据表　　　　　　　　　　　(照度: 2350lx)

电源电压/V	2	4	6	8	10	12
R_1电压U_{R1}/V						
光电流I_{ph}/A						
光敏电压U_0/V						
光敏电阻R_g/Ω						

2. 光敏二极管光照特性

将光敏二极管光照特性实验数据填至表 5-3-4～表 5-3-6。

表5-3-4　光敏二极管光照特性测试数据表　　　　　　　　　　(电压: -4V)

照度/lx	1.1	30.5	173	328	548	861	1258	1774	2350
U_R/V									
光电流/A									

表5-3-5　光敏二极管光照特性测试数据表　　　　　　　　　　(电压: -8V)

照度/lx	1.1	30.5	173	328	548	861	1258	1774	2350
U_R/V									
光电流/A									

表5-3-6　光敏二极管光照特性测试数据表　　　　　　　　　　(电压: -12V)

照度/lx	1.1	30.5	173	328	548	861	1258	1774	2350
U_R/V									
光电流/A									

【注意事项】

(1) 注意光敏电阻的工作电压和电流都不能超过规定的最高额定值。

(2) 光电二极管偏压不要接反。

(3) 连线之前保证电源关闭。

(4) 在实验过程中电流表的量程应先打到最大，再逐步打小。

【思考题】

(1) 验证光照强度与距离的平方成反比(把实验装置近似为点光源)。

(2) 当光敏电阻所受光强发生改变时，光电流要经过一段时间才能达到稳态值，光照突然消失时，光电流也不立刻为零，这说明光敏电阻有延时特性。试研究这一特性。

(3) 什么叫光敏电阻的光谱特性以及频率特性？如何研究？

(4) 试比较光敏二极管与光敏三极管的物理特性的不同点。

(5) 各光电传感器有哪些实际应用？

附录　FB815型光敏传感器光电特性设计性实验仪说明

该实验仪由光敏电阻、光敏二极管、光敏三极管、硅光电池四种光敏传感器及可调电源、电阻箱(自备)、数字式万用表、九孔接线板与光学暗箱所组成，实物图见图 5-3-19。具体介绍如下。

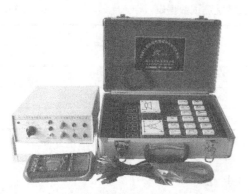

图 5-3-19 FB815 型光敏传感器光电特性实验仪实物

1. 光学暗箱

光学暗箱(图 5-3-20)的大小为 $(360 \times 280 \times 110)mm^3$，中间位置是九孔实验板，学生可以在上面按自己的需要搭建实验电路，在箱子的左里边有编号 L1、L2、…、L8 的接线孔，从里面直接连到箱子左侧的外面，实验时将外用电源、测量万用表及变阻箱通过不同的接线口接入箱里的实验电路，当箱子密封以后，里面就与外界完全隔绝，工作时照明光路置于暗箱中进行，从而消除杂散光对实验的影响。图 5-3-20 是暗箱分布示意图。

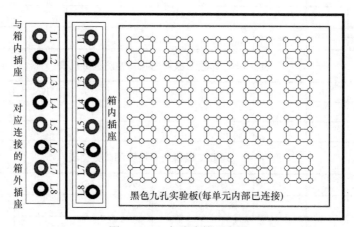

图 5-3-20   实验暗箱示意图

2. JK-30 工作电源(图 5-3-21)

本实验仪配有 JK-30 工作电源，图 5-3-21 为专用电源面板功能分布图。主要提供两路工作电压，一路光电源输出，供白炽灯发光，电压 0~12V 可变，另一路传感器工作电源，有 ±2V、±4V、±6V、±8V、±10V、±12V 等量值变化，以保证实验 0~12V 的不同需要。光敏传感器的照度可以通过调节可调光源的电压或改变光源与传感器之间的距离来调节。

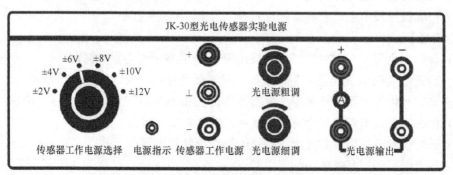

图 5-3-21   JK-30 型光电传感器工作电源面板

因为内部接有一欧姆电阻，所以 Ⓐ 符号两端测量到的电压"V"值即是输出电流"A"值; FB815 型光敏传感器光电特性实验仪专用电源

3. 其他实验配件

其他实验配件见图 5-3-22。

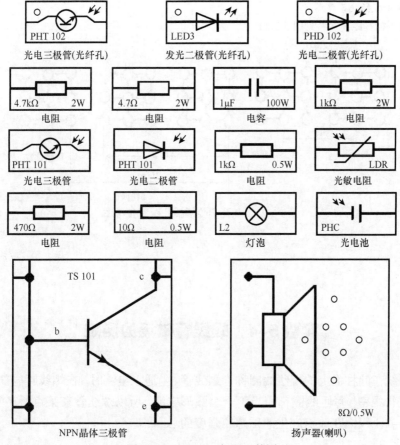

图 5-3-22　FB815 仪器元件图

4. FB815 光敏传感器光电特性实验仪相对照度(lx)参考表

FB815 光敏传感器光电特性实验仪相对照度参考表见表 5-3-7。

表5-3-7　光电特性实验仪相对照度参考表

电压/V	距离/cm					
	5	6	7	8	9	10
12	2350	1950	1700	1530	1400	1300
11	1774	1459	1280	1156	1052	980
10	1258	1059	923	825	756	704
9	861	729	632	567	519	480
8	548	469	411	368	338	315
7	328	286	249	224	206	191
6	173	158	138	123	113	105
5	80.2	73.7	64.4	57.8	52.6	48.9
4	30.5	28.2	24.6	22.1	20.2	18.8
3	8.9	7.8	6.8	6.1	5.6	5.3
2.5	3.3	3	2.7	2.4	2.2	2
2	1.1	0.9	0.7	0.6		

5. 九孔实验板插孔距离参考

九孔实验板插孔距离参考见图 5-3-23。

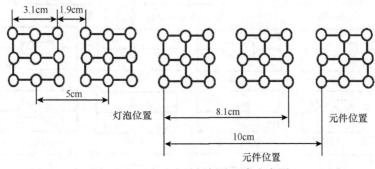

图 5-3-23　九孔实验板插孔距离参考图

(熊兴良)

实验 5-4　螺线管磁场的测定

均匀地绕在圆柱面上的螺线线圈称为螺线管。当通以电流时，在螺线管内部产生磁场。线圈一般绕得很密，每匝线圈都相当于一个圆形电流，所以螺线管在某点所产生的磁感应强度应等于各匝线圈在该点产生的磁感应强度的总和。

【实验目的】

(1) 了解用探测线圈对通电螺线管产生的交变磁场的测量。

(2) 理解磁场特性和电磁感应定律。

(3) 学会使用计算机仿真实验的使用方法。

【实验器材】

XFD-7A 型低频信号发生器、DA16 型晶体毫伏管、D9-mA 型交流毫安表、螺线管 F、探测线圈 F_1 和单刀双掷开关(计算机仿真软件)等。

【实验原理】

1. 直螺线管的磁场

一个长度为 $2L$，匝数为 N(单层密绕)的直螺线管，放在磁导率为 μ_0 的磁介质中，导线中的电流为 I。如果在螺线管上取一小段线圈 dL，则可看作是通过电流为 $INdL/2L$ 的圆形载流线圈。由毕奥-萨伐尔定律得到在螺线管轴线上距离中心 O 为 x 的 P 点产生的磁感应强度 dB_x 为

$$dB_x = \left(\frac{INdL}{2L} \right) \frac{\mu_0 R^2}{2r^3} \qquad (5\text{-}4\text{-}1)$$

由图 5-4-1 可知，$R = r\sin\beta, dL = \dfrac{rd\beta}{\sin\beta}$，代入式(5-4-1)可得

$$dB_x = \frac{\mu_0 IN}{4L} \sin \beta d\beta \qquad (5\text{-}4\text{-}2)$$

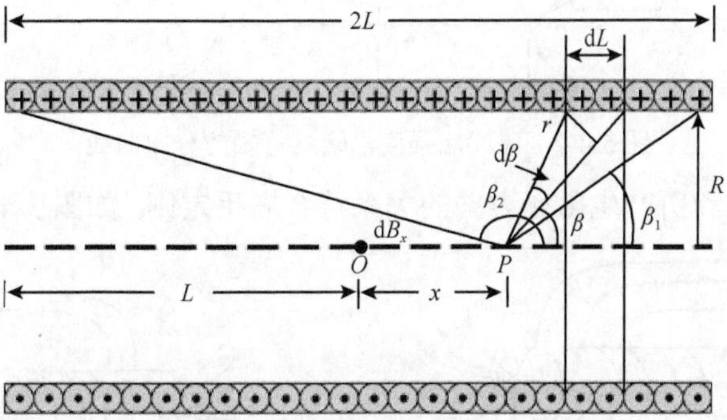

图 5-4-1　长直螺线管轴的结构图

因为螺线管的各小段在 P 点的磁感应强度方向均沿轴线向左，故整个螺线管在 P 点产生的磁感应强度为

$$B = \int_{\beta_1}^{\beta_2} dB_x = \frac{\mu_0 IN}{4L} \int_{\beta_1}^{\beta_2} \sin \beta d\beta = \frac{\mu_0 IN}{4L}(\cos \beta_1 - \cos \beta_2) \qquad (5\text{-}4\text{-}3)$$

由图 5-4-1 可知，式(5-4-3)还可以表示为

$$B = \frac{\mu_0 IN}{4L}\left[\frac{x+L}{\sqrt{R^2+(x+L)^2}} - \frac{x-L}{\sqrt{R^2+(x-L)^2}}\right]$$

$$= \frac{\mu_0 nI}{2}\left[\frac{x+L}{\sqrt{R^2+(x+L)^2}} - \frac{x-L}{\sqrt{R^2+(x-L)^2}}\right] \qquad (5\text{-}4\text{-}4)$$

式(5-4-4)中，$\mu_0 = 4\pi \times 10^{-7}\,\text{T}\cdot\text{m}/\text{A}$(特·米/安)；$R$ 为螺线管的半径；$n=N/2L$ 为单位长度上匝数；x 为 P 点到螺线管中心上的距离。L、R 和 x 用 m(米)为单位；I 用 A(安培)为单位，则 B 的单位为 T(特斯拉)。

令 $x=0$，得到螺线管中心 O 的磁感应强度

$$B_O = \frac{\mu_0 nIL}{\sqrt{R^2+L^2}} \qquad (5\text{-}4\text{-}5)$$

令 $x=L$，得到螺线管两端面中心点的磁感应强度

$$B_L = \frac{\mu_0 nIL}{\sqrt{R^2+4L^2}} \qquad (5\text{-}4\text{-}6)$$

当 $L \gg R$，由式(5-4-5)和式(5-4-6)可知

$$B_L = \frac{1}{2}B_O = \frac{1}{2}\mu_0 nI \qquad (5\text{-}4\text{-}7)$$

只要螺线管的比值 L/R 保持不变，则不论螺线管放大或缩小，也不论线圈的匝数 N 和电流 I 为多少，磁感应强度相对值沿螺线管轴的分布曲线不改变(图 5-4-2)。

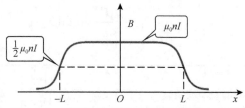

图 5-4-2 磁感应强度沿螺线管轴的分布曲线

螺线管电流方向和所产生磁场方向的关系符合右手定则, 如图 5-4-3(a)和(b)所示。

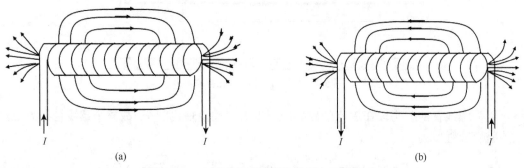

图 5-4-3 电流方向和所产生磁场方向的关系

2. 交变磁场的螺线管

如图 5-4-4 所示, 当螺线管 F 中通过交变电流 $i(t) = I_0 \sin \omega t$ 时, 在螺线管中产生一个与电流成正比的交变磁场, 其磁感应强度为

$$B(t) = C_p i(t) = C_p I_0 \sin \omega t = B_0 \sin \omega t \tag{5-4-8}$$

式中, C_p 是比例常数。

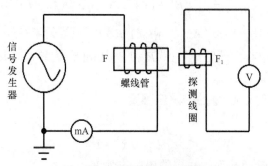

图 5-4-4 交变磁场的螺线管

如果把探测线圈 F_1 放在螺线管 F 的内部或附近, 在 F_1 中就会产生感生电动势 $e(t)$。感生电动势的大小取决于穿过 F_1 的磁通量变化率, 只要 F_1 的磁通量近似等于 $\psi = N_1 S_1 B(t)$, 式中 $B(t)$ 是 F_1 所在处的磁感应强度垂直于 S_1 的分量。

由电磁感应定律得

$$e(t) = -\frac{\partial \psi}{\partial t} = -N_1 S_1 \frac{\partial B}{\partial t} = N_1 S_1 \omega B_0 \cos \omega t$$

$$= -N_1 S_1 \omega B_0 \sin \left(\omega t + \frac{\pi}{2} \right) \tag{5-4-9}$$

感生电流方向与磁通量 ψ 的方向及大小变化的关系符合楞次定律, 如图 5-4-5 所示。

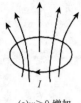 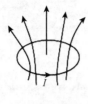 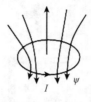 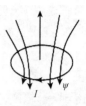

(a)$\psi>0$,增加　　　　　(b)$\psi>0$,减小　　　　　(c)$\psi>0$,$|\psi|$增加　　　　　(d)$\psi>0$,$|\psi|$减小

图 5-4-5　感生电流方向与磁通量的方向及大小

设 $e(t)$ 的有效值为 V, $B(t)$ 的有效值为 B, 则

$$V = N_1 S_1 \omega B$$

$$B = \frac{V}{N_1 S_1 \omega} = \frac{V}{2\pi^2 N_1 r_1^2 f} \tag{5-4-10}$$

式(5-4-10)中, r_1 是探测线圈的半径; f 是交变电流的频率(也就是信号源的频率)。可见, 利用一个已知的探测线圈, 把它放在交变磁场中的各个点, 测出探测线圈中的感生电动势就可以求得磁场的大小。

【实验步骤】

(利用计算机仿真软件完成实验, 有关仿真软件的简介见实验 5-1 的附录)

由于本实验中晶体毫伏表的读数会随时间产生漂移, 所以本实验的关键之一是要对晶体毫伏表经常短路调零以消除误差。

1. 测量螺线管 F 的磁感应强度 B

(1) 按电路图 5-4-6 接线。在本实验中电压表需要经常调零, 为了方便可以再加一单刀双掷开关(请同学们通过点击一个线头并拖动至另一线头处连线(或拆线)来接入此开关)。

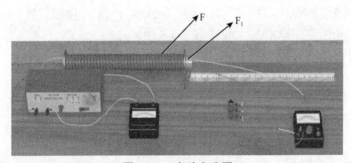

图 5-4-6　实验电路图

(2) 使螺线管 F 和探测线圈 F_1 在同一轴线上, 且中心重合, 即 $x=0$(由标尺读出), 如图 5-4-7 所示, (螺线管 F 和探测线圈 F_1 的参数见表 5-4-1)分别取三种电流频率 $f=1500\text{Hz}$、750Hz、375Hz; 调节低频信号发生器的输出, 使电流表指示 15.0mA、20.0mA、25.0mA、30.0mA、35.0mA、40.0mA、45mA 和 50.0mA, 记下对应的值于表 5-4-2 中, 并画出 V-I 曲线, 讨论其规律。

(3) 当 $x=L$ 时, 即 F 和 F_1 的中心相距为 L, 按表 5-4-3 记下对应的 V 值。

2. 测定直螺线管轴线上的磁场分布

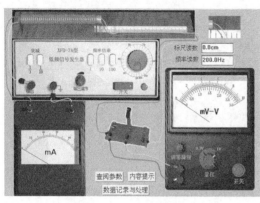

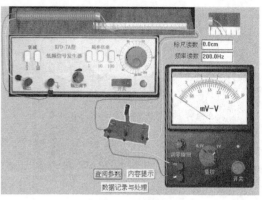

图 5-4-7　电路图(1)　　　　　　　　　图 5-4-8　电路图(2)

(1) 按原图接线，但毫安表不接入，如图 5-4-8。使 F 和 F_1 在同一轴线上，而且二者的中心重合，即 $x=0$(由标尺读出)。取 f 为 1500Hz，调节信号发生器的输出，使毫伏表用某挡量程时，有接近满刻度值的指示，并记录此时的 V 值于表 5-4-4 中。

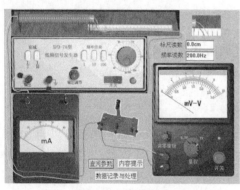

图 5-4-9　电路图(3)

(2) 然后慢慢向右移动 F_1，每隔 1.0cm 记下对应的 V 值，特别记下 $x=L$ 时的 V 值，当 $x>12$cm，按每隔 0.5cm 记录 V 值，直到 $x=18$cm 时为止，将数据记录于表 5-4-4 中。

3. 观察互感现象

(1) 仍按原图接线，电流表接入。使 F 和 F_1 在同一轴线上(不是必要条件)，选取 $0<x<L$ 中任意一个位置，取 $f=1000$Hz，$I=45.0$mA，记下这时的 V 值于表 5-4-5 中。

(2) 将 F 和 F_1 接线互换，如图 5-4-9。并请你正确选取 f, I, x 值，记下这时的 V 值于表 5-4-5 中。

【实验记录】

(1) 螺线管 F 与探测线圈 F_1 的参数。

表5-4-1　螺线管F与探测线圈F_1的参数

	直径/mm	长度/cm	总匝数/匝
螺线管F参数	$2R$: 32.50	$2L$: 30.00	N: 3860
探测线圈F_1参数	$2r_1$: 21.0		N_1: 335

(2) 测量螺线管 F 的磁感应强度 B 的数据记录。

表5-4-2　$x=0$时的V值记录

f/Hz	I/mA							
	15.0	20.0	25.0	30.0	35.0	40.0	45.0	50.0
1500								
750								
375								

表5-4-3　$x=L$时的V值记录

f/Hz	I/mA	V/V
1500	12.5	
750	25.0	
375	50.0	

(3) 测定直螺线管轴线上的磁场分布的数据记录。

表5-4-4　磁场分布的数据

x/cm	0	1	2	3	4	5	6
V/V							
x/cm	7	8	9	10	11	12	12.5
V/V							
x/cm	13	13.5	14	14.5	15	15.5	16
V/V							
x/cm	16.5	17	17.5	18			
V/V							

(4) 观察互感现象的数据记录。

表5-4-5　互感现象数据

	f/Hz	I/mA	x/cm	V/V
按原图接线	1000	45.0		
F与F₁接线互换				

【实验结果】

(1) 从表 5-4-2 中，取 $x=0$, $f=750$Hz, $I=25.0$mA 和对应的 V 值，分别用式(5-4-1)和式(5-4-4)计算 B 值；再取表 5-4-3 中 $x=L$, $f=750$Hz, $I=25.0$mA 和对应的 V 值，分别用式(5-4-1)和式(5-4-4)计算 B 值。两式代表了两种不同的测量 B 的方法，试比较其优缺点，并对你所获得的结果加以讨论。

(2) 根据测定直螺线管轴线上的磁场分布的数据，做出 $V(x)$–x 曲线，它是否就是相应的 $B(x)$–x 曲线？并计算 $V(x=L)/V(x=0)$，是否等于 1/2，为什么？

(3) 由表 5-4-4，观察两次测得的值是否一样？为什么？

【注意事项】

实验时晶体毫伏表要经常调零，为了消除测量误差，在电路中要加一单刀双掷开关。

【思考题】

(1) 熟悉电磁感应定律。

(2) 通电直螺线管和交变磁场螺线管的磁场分布规律。

(3) 本实验成功的关键何在？

(王洪雷)

实验 5-5　氢氘光谱测量

光谱线系的规律与原子结构有内在的联系，因此，原子光谱是研究原子结构的一种重要方法。1885 年巴耳末总结了人们对氢光谱测量的结果，发现了氢光谱的规律，提出了著名的巴耳末公式，氢光谱规律的发现为玻尔理论的建立提供了坚实的实验基础，对原子物理学和量子力学的发展起过重要作用。1932 年尤里根据里德伯常量随原子核质量不同而变化的规律，对重氢莱曼线系进行摄谱分析，发现氢的同位素氘的存在。通过巴耳末公式求得的里德伯常量是物理学中少数几个最精确的常数之一，成为检验原子理论可靠性的标准和测量其他基本物理常数的依据。

氢原子光谱是最简单、最典型的原子光谱。用电激发氢放电管中的稀薄氢气，便可获得线状的氢原子光谱，这些谱线的波长显示出简单的规律性，所以对氢原子光谱谱线的测量具有重要的意义。

【实验目的】

(1) 学习阿贝比长仪的设计原理和使用方法。

(2) 测量氢氘光谱的巴耳末系前四条谱线，并确定氢氘里德伯常量 R_H，R_D。

(3) 学会使用计算机仿真实验的使用方法。

【实验器材】

阿贝比长仪(计算机仿真软件)。

【实验原理】

1. 氢原子光谱

氢原子光谱是最简单、最典型的原子光谱。用电激发氢放电管(氢灯)中的稀薄氢气(压力在 $10^2 Pa$ 左右)，可得到线状氢原子光谱。瑞士物理学家巴耳末根据实验结果给出氢原子光谱在可见光区域的经验公式：

$$\lambda_H = \lambda_0 + \frac{n^2}{n^2 - 4} \tag{5-5-1}$$

式(5-5-1)中，λ_H 为氢原子谱线在真空中的波长；$\lambda_0 = 364.57nm$ 是一经验常数；n 取 3, 4, 5 等整数。若用波数表示，则上式变为

$$\tilde{\nu}_H = \frac{1}{\lambda_H} = R_H \left(\frac{1}{2^2} - \frac{1}{n^2} \right) \quad (n = 3, 4, 5, L) \tag{5-5-2}$$

式(5-5-2)中，R_H 称为氢的里德伯常量，其值为 $1.10 \times 10^7 \, m^{-1}$。

图 5-5-1 为氢原子能级图。图中表示了激发巴耳末系前四条谱线的量子跃迁方式。玻尔通过大胆假设，推导出氢原子能级满足

$$E_n = -\frac{Rhc}{n^2}, \quad n = 1, 2, 3, L \tag{5-5-3}$$

式(5-5-3)表明，氢原子的能量是不连续的，只能取一些定值，也就是说氢原子的能量是量子化的，因此 n 也被称为能量量子数。

以无穷远处作为零电势参考位置，则式(5-5-3)也可写成

$$E_n = \frac{E_1}{n^2}, \quad n = 1, 2, 3, \text{L} \tag{5-5-4}$$

能量间的跃迁产生不连续的谱线,从不同的能级跃迁到某一特定能级就形成一个线系。巴耳末系是从不同的能级跃迁到第二级能所形成的线系。

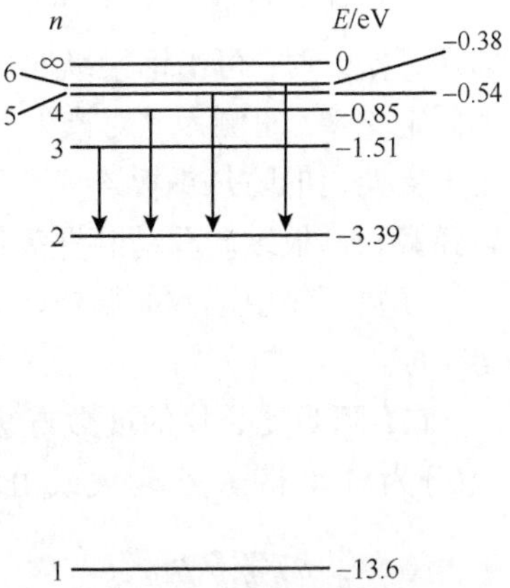

所以在跃迁过程中,原子辐射或吸收光子的能量为

$$h\nu = h\frac{c}{\lambda} = E_n - E_2 \tag{5-5-5}$$

式(5-5-5)中,E_n 为跃迁前的能级的能量。

显然,量子数 n 越大,跃迁释放的能量就越大,波长也就越短。

图 5-5-1 氢原子能级图

2. 波长的确定方法

测量谱线波长采用线性插入法:在光谱图片上相隔很小的范围内,摄谱仪色散近似为常数,即谱线间隔与谱线波长差成正比。因此,可以由标准光谱测得未知波长(图 5-5-2)。其计算公式:

$$\lambda_x = \lambda_1 + \frac{\Delta d}{d}(\lambda_2 - \lambda_1) \tag{5-5-6}$$

3. 阿贝比长仪

(1) 阿贝比长仪原理与结构:阿贝比长仪是基于阿贝原理而设计的精密计量仪器,主要用于测量两线之间的距离和平面两点之间的距离。本实验用作测量谱线间的距离。

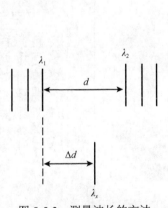

图 5-5-2 测量波长的方法

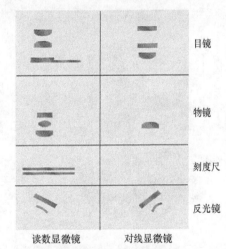

图 5-5-3 阿贝比长仪

阿贝比长仪由固定在一起的两个显微镜——对线显微镜和读数显微镜组成,用于精确测量两点间距离。由于两个显微镜紧紧地固定在一起,所以当移动其中一个显微镜时,另一个显微镜也获得相同的位移。读数显微镜上带有刻度尺,可以精确地读出当前所在位置的坐标。这样,在对线显微镜中每确定一个点,就把此时的读数显微镜的示值记录下来。这些数据的差值就反映了与其对应的点之间的距离。

阿贝比长仪有一个工作平台，可以呈水平状态，也可呈 45° 倾斜状态。工作平台的锁紧螺钉松开时，可沿钢梁纵向平移，螺钉锁紧后，转动手轮可驱使平台横向移动。仪器中间为固定支架，左侧为"对谱"系统(对线系统)，右侧为"读数"系统，两系统的显微镜用固定于支架上的防热钢板连成一体。对谱系统由对线显微镜、采光反射镜、看谱孔、谱板压紧弹簧和谱板纵向移动装置等组成。

读数系统由读数显微镜、采光反射镜、嵌在平台右侧的 200mm 长的精密玻璃毫米尺等组成。

(2) 阿贝比长仪的读数方法：如图 5-5-4 所示为读数显微镜视场，旋转螺钉可使圆刻度尺(分为 100 格)从小到大或由大到小(实验时由鼠标控制)旋转，使在阿基米德螺线范围内的毫米刻度尺刻度线落在阿基米德双线之间，这时即可读数。图中所示读数读法如下：毫米刻度尺读数为 46mm，1/10mm 分划板上的示值读为 0.2mm，分划板的箭头所指圆刻度盘上的示值读数为 0.0632mm，其中最后一位为估读值，所以结果读数为 46.2632mm。

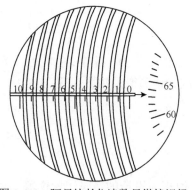

图 5-5-4　阿贝比长仪读数显微镜视场

【实验步骤】

(利用计算机仿真软件完成实验，有关仿真软件的简介见实验 5-1 的附录)

(1) 熟悉阿贝比长仪的使用，并进行记数练习。

(2) 进行实验。仿真软件的面板图参见图 5-5-5。

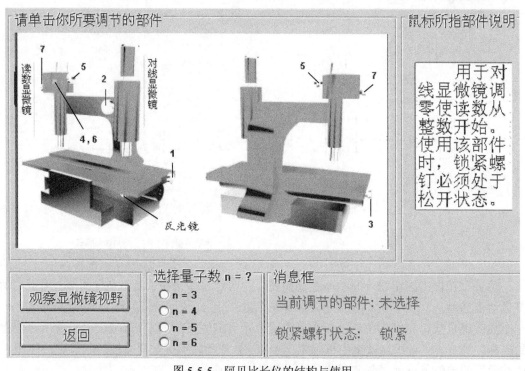

图 5-5-5　阿贝比长仪的结构与使用

1. 视野调节手轮; 2. 调焦手轮; 3. 对线手轮; 4. 锁紧螺钉; 5. 调零手轮; 6. 锁紧螺钉; 7. 读数手轮

1) 在"选择窗口"中选择量子数 n，确定所要测量的谱线。

2) 在"选择窗口"中仪器外观图上选择"视野调节手轮"(部件 1)作为工作部件。进入"调节窗口",调节"视野调节手轮",使底片处于"对线显微镜"视野中央。

3) 在"选择窗口"中仪器外观图上选择"调焦手轮"(部件 2)作为工作部件。进入"调节窗口",调节"调焦手轮",使底片清晰可见。

4) 在"选择窗口"中仪器外观图上选择"对线手轮"(部件 3)作为工作部件。进入"调节窗口",调节"对线手轮",使要测量的谱线对准"对线显微镜"中央的标志线。

5) 在"选择窗口"中仪器外观图上选择并单击"锁紧螺钉"(部件 4、6),使其处于松开状态。

6) 在"选择窗口"中仪器外观图上选择"调零手轮"(部件 5)作为工作部件。进入"调节窗口",调节"调零手轮",使"读数显微镜"视野中的"游动标志线"对准某一整数,记下该数并填入表 5-5-1 中。

7) 在"选择窗口"中仪器外观图上选择并单击"锁紧螺钉"(部件 4、6),使其处于锁紧状态。

8) 在"选择窗口"中仪器外观图上选择"读数手轮"(部件 7)作为工作部件。在"调节窗口"中调节"读数手轮",使"读数显微镜"中的双螺旋线卡住"游动标志线",记下此时读数并填于表 5-5-1 中。

步骤(2)中的 1)、2)顺序可以交换。

对于同一主量子数的不同谱线,重复第(2)步骤中的 4)、8)步。

对于另一个主量子数的谱线,从第(2)步骤的 3)开始进行上述步骤。

【实验记录】

各量子数各波长的位置读数记录

表5-5-1 各量子数各波长的位置读数记录

	λ_1	λ_D	λ_H	λ_2	备注
$n=3$					$\lambda_1=6564.193\times10^{-10}$m $\lambda_2=6569.158\times10^{-10}$m
$n=4$					$\lambda_1=4859.746\times10^{-10}$m $\lambda_2=4871.325\times10^{-10}$m
$n=5$					$\lambda_1=4337.049\times10^{-10}$m $\lambda_2=4352.737\times10^{-10}$m
$n=6$					$\lambda_1=4098.187\times10^{-10}$m $\lambda_2=4104.128\times10^{-10}$m

【实验结果】

(1) 根据表 5-5-1 的数据,按式(5-5-1),计算出氢氘光谱的巴耳末系前四条谱线各波长 λ_D 与 λ_H。

(2) 再利用式(5-5-2)确定氢氘里德伯常量 R_H, R_D, 其结果表示为

$$R_H = \overline{R}_H \pm \Delta R_H = \underline{\qquad}。$$

$$R_D = \overline{R}_D \pm \Delta R_D = \underline{\qquad}。$$

【注意事项】

(1) 测量谱线波长采用线性插入法: 在光谱图片上相隔很小的范围内, 摄谱仪色散近似为常数, 即谱线间隔与谱线波长差成正比。

(2) 在进行调节 "调零手轮" 时要让 "锁紧螺钉" 处于松开状态, 而在调节 "读数手轮" 时要让 "锁紧螺钉" 处于锁紧状态。

【思考题】

(1) 请说出采用线性插入法测量谱线波长的原理。

(2) 在进行调节 "调零手轮" 时为什么要让 "锁紧螺钉" 处于松开状态, 而在调节 "读数手轮" 时要让 "锁紧螺钉" 处于锁紧状态?

(3) 氢光谱巴耳末线系的极限波长是多少?

(4) 谱线计算值具有唯一的波长, 但实测谱线有一定宽度, 其主要原因是什么?

(陈　萍)

实验 5-6　核磁共振实验

1946 年, 美国科学家普塞尔(E.Pucell)用吸收法, 布洛赫(F.Bloch)用感应法几乎同时发现物质的核磁共振(NMR)现象, 并广泛用于化学物质的大范围的离体分析, 也可测量物质的一些物理性质, 最主要的应用是通过 NMR 波谱学来确定分子的结构。核磁共振是物理、化学、医学和生物学研究中一项重要的实验技术, 在医学影像诊断、遗传学、计量科学和石油分析中具有重要的应用: 利用它既能显示人体任意断层的解剖学结构, 又能反映受检器官的代谢功能、生化和生理信息的空间分布, 是癌症早期诊断以及诊断急性心肌梗死等疾病的先进技术。

【实验目的】

(1) 观察核磁共振稳态吸收现象。

(2) 掌握核磁共振的实验原理和方法, 测量 ^1H 和 ^{19}F 的 g 因子。

(3) 学会使用计算机仿真实验的使用方法。

【实验器材】

核磁共振仪、频率计、磁铁、边限振荡器、探头及样品和示波器(计算机仿真软件)等。

【实验原理】

1. 核磁矩及其排列

核磁共振理论的严格描述必须用到量子力学, 但也可以用比较容易接受的经典物理模型进行描述(图 5-6-1)。

许多原子核(并非全部)可被看成很小的条形磁铁, 有磁北极和磁南极。原子核以南北磁极连线为轴, 以恒定速率旋转, 所以这些原子核具有不为零的角动量 P 和磁矩, 简称核磁矩。

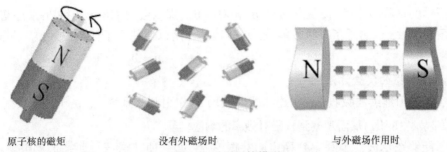

原子核的磁矩　　　　　没有外磁场时　　　　　与外磁场作用时

图 5-6-1　原子核模型

通常，原子核的磁极可以指向任意方向，如无外界干扰，它们的指向是没有限制的。一般我们面对的总是数量巨大的原子核群，它们磁矩的矢量平均值为零，即宏观上对外表现没有磁矩。但是当把这些原子核群放在外部磁场中时，原子核的磁矩要与外磁场相互作用，最终的结果是原子核群合成的宏观磁矩 m 不为零，并与外磁场保持平行。简单地，可以看成是原子核的排列与外磁场平行。

2. 核磁共振的经典观点

如图 5-6-2 所示，从经典力学观点看，具有磁矩 μ 和角动量 P 的粒子，在外磁场 B_0 中受到一个力矩 L 的作用

$$L = \mu \times B_0$$

此力矩使角动量发生变化

$$dP / dt = L$$

故

$$d\mu / dt = \gamma \mu \times B_0$$

图 5-6-2　拉莫尔进动

若 B_0 是稳恒的且沿 Z 方向，则上式表示 μ 绕 B_0 进动。

进动频率

$$\omega_0 = \gamma B_0 \tag{5-6-1}$$

式(5-6-1)即为拉莫尔关系式。式中 γ 称为磁旋比，其中一些特殊核的磁旋比可用于医学诊断。

$$\gamma = ge / 2M_p \tag{5-6-2}$$

式(5-6-2)中，g 为核的因子(无量纲)，又称朗德因子；e 为电子电荷(e=1.602×10^{-19}C)；M_p 为质子质量(M_p=1.673×10^{-27}kg)。

3. 核磁共振原理

处于外加恒定磁场 B_0 中的原子核，再外加一个电磁辐射(射频辐射 RF)，只要射频辐射的圆频率 ω_0 与外加磁场 B_0 满足拉莫尔关系式，原子核就吸收电磁辐射的能量，即共振吸收。当原子核吸收了电磁辐射的能量就会从低能态(平行能态)跃迁到高能态(反平行态)。原子核吸收了电磁辐射能量后，从高能态跃迁到低能态，并将射频电磁波释放能量的过程(其频率等于原激发频率)称为共振辐射。原子核在高能态和低能态之间不断变化的现象称为核磁共振。

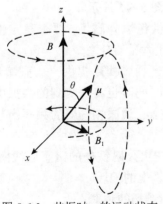

图 5-6-3　共振时 μ 的运动状态

若在 xy 平面内加一个旋转场 B_1(图 5-6-3)，当 B_1 的角频

率 ω 与进动的角频率相等时，磁矩 μ 与 B_1 相对静止，那么会使磁矩 μ 再绕 B_1 产生进动，结果使夹角 θ 增大，说明原子核吸收能量，势能增加。所以要使原子核产生共振，其条件为

$$\omega = \omega_0 = \gamma B \tag{5-6-3}$$

4. 核磁共振的实验方法

本实验采用连续波吸收法，用连续的射频场 B_2 作用到核系统上，由于共振使射频振荡线圈中负载发生变化，从而观察到核磁对频率的响应信号。

为了能够在示波器上观察到稳定的共振信号，必须使共振信号连续重复出现。为此，可以固定共振磁场的频率，在共振点附近连续地反复改变静磁场的场强，使其扫过共振点，这种方法称为扫场法。这种方法需要在平行于静磁场的方向上叠加一个较弱的交变磁场，简称扫场。在连续改变时，要求场强缓慢地通过共振点，这个缓慢是相对原子核的弛豫时间而言的。

使用扫场法观察共振信号，在稳恒磁场叠加一交变低频调制磁场 $\dot{B} = B_0 \sin 2\pi f t$，使实际磁场为 $B_0 + \dot{B}$，当 $\dot{B}$ 变化使 $B_0 + \dot{B}$ 扫过 ω 所对应的共振磁场 $B = \omega / \gamma$ 时则发生共振。当 $B_0 = B = 2\pi f / \gamma$ 时，为等间距信号，此时记录数据则可算得 γ 和 g 因子。

实验同时可观察内扫和外扫现象。如图 5-6-4 所示，当观察内扫时，共振信号之间是等距离的；在外扫法中，共振信号为"8"字形，其中心的位置与示波器中心位置重合。

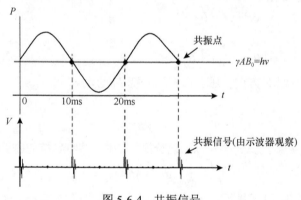

图 5-6-4 共振信号

5. 实验设备示意图

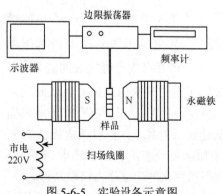

图 5-6-5 实验设备示意图

实验设备示意图如图 5-6-5 所示。

(1) 永久磁铁：提供稳恒外磁场，要求稳定性好、均匀，不均匀性小于六千万分之一。

(2) 边限振荡器：产生射频场，提供一个垂直于稳恒外磁场的交变磁场，同时也将探测到的共振电信号放大后输出到示波器，边限振荡器的频率由频率计读出。

(3) 扫场线圈：绕在永久磁铁外的磁感应线圈，其提供一个叠加在永磁铁上的扫场。

(4) 频率计：读取射频场的频率。

(5) 样品管: 外径 5mm 的玻璃管, 是用来装样品的, 测量过程中旋转, 磁场作用均匀。

(6) 示波器: 观察共振信号。

探测装置的工作原理: 图中绕在样品上的线圈是边限振荡器电路的一部分, 在非磁共振状态下它处在边限振荡状态(即似振非振的状态), 并把电磁能加在样品上, 方向与外磁场垂直。当磁共振发生时, 样品中的粒子吸收了振荡电路提供的能量使振荡电路的 Q 值发生变化, 振荡电路产生显著的振荡, 在示波器上产生共振信号。

【实验步骤】

(利用计算机仿真软件完成实验)

(1) 熟悉各种仪器的用途和使用方法。用鼠标点击桌面上的实验仪器, 会弹出对这种仪器在本实验中相应的详细说明与作用。

(2) 完成预习思考题。

(3) 进入实验界面, 如图 5-6-6。打开"核磁共振仪"与"频率计"的电源开关, 此时, 示波器上出现亮线。

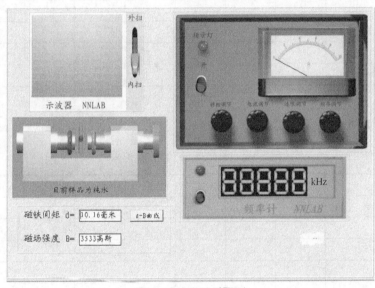

图 5-6-6　实验界面图

(4) 测量 ^{1}H 的 γ_H 和 g_H。

1) 用鼠标点击"磁铁实验平台"磁铁间的样品图标(单击可以改变实验样品), 使样品为纯水。先找出共振信号, 再分别改变 B_0、ω 的大小, 观察共振信号位置、形状的变化。

2) 用鼠标点击"磁铁实验平台"右边的旋柄, 可以调节磁间距, 开始使磁间距处于最小距离, 记下此时的位置 d 及相应的磁场强度 B_0 于表 5-6-1 中。

3) 打开"核磁共振仪"上的"边限调节"按钮, 再点击"频率调节"按钮以调节频率, 直到示波器上出现共振信号, 当调节到共振信号是等距(内扫法)或"8"字形信号中心与示波器的中心位置重合(外扫法)时, 记下此时的共振频率 ω 于表 5-6-1 中。

4) 逐渐增大磁间距 d, 分别记录下 8 组不同磁间距 d 时所对应的 B_0 以及相应的共振频率 ω, 并记录于表 5-6-1 中。

(5) 测量 ^{19}F 的 γ_F 和 g_F。

1) 用鼠标点击"磁铁实验平台"磁铁间的样品图标(单击可以改变实验样品), 使样品为聚四氟乙酸。先找出共振信号, 再分别改变 B_0、ω 的大小, 观察共振信号位置、形状的变化。

2) 同步骤(4)中 2), 将数据记录于表 5-6-2 中。

3) 同步骤(4)中 3), 将数据记录于表 5-6-2 中。

4) 同步骤(4)中 4), 将数据记录于表 5-6-2 中。

【实验记录】

1. 测量 ^{1}H 的 γ_H 和 g_H 的数据记录

表5-6-1　测量 ^{1}H 的 γ_H 和 g_H 的数据

次数	1	2	3	4	5	6	7	8
磁间距 d/mm								
B_0/G								
共振频率 ω/kHz								
$\gamma = \omega / B_0$								
$g = 2M_p \gamma / e$								

注: 磁场有两个单位: 特斯拉(T); 高斯(G)。1G=0.0001T

2. 测量 ^{19}F 的 γ_F 和 g_F 的数据记录

表5-6-2　测量 ^{19}F 的 γ_F 和 g_F 的数据

次数	1	2	3	4	5	6	7	8
磁间距 d/mm								
B_0/G								
共振频率 ω/kHz								
$\gamma = \omega / B_0$								
$g = 2M_p \gamma / e$								

注: 磁场有两个单位: 特斯拉(T); 高斯(G)。1G=0.0001T

【实验结果】

(1) ^{1}H 的 γ_H 和 g_H 的计算结果。

利用式(5-6-1)计算出表 5-6-1 中的 γ_H, 再根据式(5-6-2)计算出 g_H。其结果表示为

$$\gamma_H = \overline{\gamma}_H \pm \Delta\gamma_H = \underline{\hspace{2cm}}(\text{MHz/T})$$

$$g_H = \overline{g}_H \pm \Delta g_H = \underline{\hspace{2cm}}$$

并计算相对百分误差:

$$E_{\gamma H} = \frac{\Delta\gamma_H}{\overline{\gamma}_H} \times 100\% = \underline{\hspace{2cm}}$$

$$E_{gH} = \frac{\Delta g_H}{\overline{g}_H} \times 100\% = \underline{\hspace{2cm}}$$

(2) ^{19}F 的 γ_F 和 g_F 的计算结果。

利用式(5-6-1)计算出表 5-6-2 中的 γ_F，再根据式(5-6-2)计算出 g_F。其结果表示为

$$\gamma_F = \overline{\gamma}_F \pm \Delta\gamma_F = \underline{\hspace{2cm}}(MHz/T)$$

$$g_F = \overline{g}_F \pm \Delta g_F = \underline{\hspace{2cm}}$$

并计算相对百分误差：

$$E_{\gamma F} = \frac{\Delta\gamma_F}{\overline{\gamma}_F} \times 100\% = \underline{\hspace{2cm}}$$

$$E_{gH} = \frac{\Delta g_F}{\overline{g}_F} \times 100\% = \underline{\hspace{2cm}}$$

【注意事项】

(1) 实验时，必须要打开核磁共振仪上的边限调节旋钮，否则不会出现共振信号。

(2) 出现共振信号时，同时采用内扫法和外扫法观察。

(3) 样品在磁场中的位置很重要，应保证处在磁场的几何中心，除非有其他要求。

(4) 调节时要缓慢，否则 NMR 信号一闪而过。

【思考题】

(1) 本实验中有几个磁场？它们的相互方向有什么要求？

(2) 实验中，若磁场 B_0 与此时的频率 ω 相对应，则在内扫法中，共振信号间有什么关系？在外扫法中，共振信号为"8"字形，其中心位置应与示波器中心位置有什么关系？

(3) 不加扫场电压能否观察到共振信号？

(4) 核磁共振的基本原理是什么？

(5) 进动频率与外加磁场强度的关系(即拉莫尔关系)是什么？

(王洪雷)

实验 5-7　人体心音信号的观测

心音是人体最重要的声信号之一。它是在心动周期中，由心肌收缩和舒张，瓣膜启用，血流冲击心室壁和大动脉等因素引起的机械振动，通过周围组织传到胸壁，将耳紧贴胸壁或将听诊器放在胸壁一定部位而听到的声音。它含有关于心脏各个部分如心房、心室、大血管、心血管及各个瓣膜功能状态的大量病理信息，是临床评估心脏功能状态的最基本方法，是心脏及大血管机械运动状况的反映。因此，心音信号的测定对诊断心血管疾病具有重要的临床应用价值。

在心脏活动中，由心肌收缩、瓣膜启闭、血液加速度和减速度对心血管壁的加压和减压作用以及形成的涡流等因素引起的机械振动，可通过周围组织的传导到达胸壁。如将听

诊器放在胸壁某些部位, 就可以听到心音。若用特制的电子技术(即心音传感器和心音图机), 将这种振动转变为线条图形则称为心音图(phonocardiogram, PCG)。心音图是在心脏听诊基础上客观记录心音的有用技术, 在临床上已广泛使用。它可提高心音和杂音的识别能力, 丰富听诊内容, 在心血管病的诊断、鉴别诊断、治疗、心功能研究、机制探讨、血流动力学变化等方面提供大量有用信息。

【实验目的】

(1) 掌握驻极体接收微弱信号的工作原理, 并运用于人体心音信号的接收。

(2) 掌握运算放大器的设计与应用。

(3) 培养自我动手能力和实事求是的科学态度。

【实验器材】

驻极体、听诊器、集成运算放大器 μA741、双踪示波器、电阻和电容若干。

【实验原理】

1. 声电传感器

驻极体传声器是一种微型声电转换器, 这种传声器具有灵敏度高、频率响应范围宽和体积小等优点。驻极体传声器有两块金属极板, 其中一块表面涂有驻极体薄膜(多数为聚全氟乙丙烯)并将其接地, 另一极板接在场效应晶体管的栅极上, 栅极与源极之间接有一个二极管。当驻极体膜片本身带有电荷, 表面电荷的电量为 Q, 板极间的电容量为 C, 则在极头上产生的电压 $U=Q/C$, 当受到振动或受到气流的摩擦时, 振动使两极板间的距离改变, 即电容 C 改变, 而电量 Q 不变, 就会引起电压的变化, 电压变化的大小, 反映了外界声压的强弱, 这种电压变化频率反映了外界声音的频率, 这就是驻极体传声器的工作原理。

2. 实验原理图

本实验中的驻极体传感式电子听诊器主要由常见的医用听诊器和驻极体电容传声器所构成, 其原理如图 5-7-1 和图 5-7-2 所示。首先由听诊头获取声音信号, 经皮导管传至驻极体上, 再由驻极体将声音信号转化为电压信号。由于该音频电压信号很小, 须经放大电路放大。经放大后的音频信号可直接使用示波器进行观察和测量。

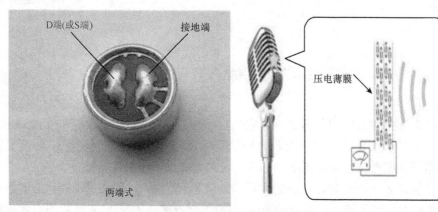

图 5-7-1 驻极体原理图

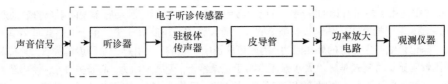

图 5-7-2　驻极体传感式电子听诊器原理图

【实验步骤】

(1) 如图 5-7-3 连接电路, 仔细检查, 连接无误后接通±12V 和+5V 电源。注意驻极体的接法, 与外壳相连的一端导线应接地, 另一端与电阻相连后接+5V 电源。

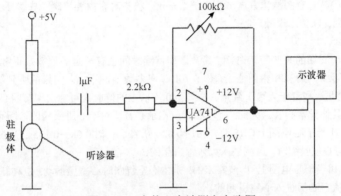

图 5-7-3　人体心音波测定电路图

(2) 连接好示波器, 当轻叩听诊器时, 示波器上应有相应的波形变化。

(3) 把听诊器放在心前区, 调节示波器各相关旋钮, 使其清晰显示心音波形。

【实验记录】

准确描绘出自己(或者同学)的心音波形图。

【实验结果】

参考本实验的附录及医学资料, 解释实验结果的医学价值。

【注意事项】

(1) 正确区分驻极体正负极。

(2) 注意±12V 和+5V 电源的连接。

【思考题】

(1) 心音信号和心电信号产生的原理有什么不同?

(2) 声电传感器的工作原理是什么?

附录　心音图

1. 临床检测方法

心音图是一种采用电子扩音技术, 将胸壁上的微弱心音放大记录为线条图形的技术。在心脏推动血液循环的舒缩活动中, 由心脏瓣膜、腱索、乳头肌、血管、血流及心脏周围组织的振动而产生心音。通过对心音的分析测量, 可以获得许多非常有用的病理信息, 有助于临床诊断。

(1) 检测仪器: 主要由心音换能器、频率滤波器、放大器、显示器和记录器几部分组成。

1) 心音换能器: 一般有动圈式及加速度式两大类。加速度式较灵敏, 体积小。动圈式体积大, 灵敏度略差, 但波形较清晰, 尤其用于低频心音较适合。还有放入心导管内的微型心音换能器等。

2) 频率滤波器: 通常有 L(低频、50Hz), M1, M2(中频 100Hz、200Hz), H(高频 400Hz)四种类型。L 型主要用于分析心音与心动周期关系; M 型适用于记录正常心音与频率较低的杂音(如二尖瓣狭窄的舒张期杂音); H 型主要适用于核对听诊的发现以及记录高频杂音(如主动脉或肺动脉瓣关闭不全的舒张期杂音)。

3) 记录器: 常用描笔式、热笔式、喷笔式及位置反馈式、电脑打印等。由于描笔式与热笔式的笔杆或者笔尖易与记录纸产生一定的摩擦阻力,因此可能影响"频响",引起一定程度的失真,尤其对高频成分的影响比较明显。喷笔式是将"墨水射流"喷于记录纸上,无摩擦阻力,心音失真小,使用较为理想。也有用光线示波器扫描于感光纸的方式,但价格较昂贵。目前,在临床中主要使用电脑记录,用激光打印机打印出的心音图。

(2) 检测记录: 一般受检者取仰卧位,解开胸部衣服。检查者结合听诊及临床需要,将心音换能器放置于胸部适当部位,并根据检测心音的性质选择适当频率。记录速度一般用 50mm/s 或 100mm/s,必要时可用 200mm/s 以上。心音记录时受检者一般宜暂停呼吸,以减少呼吸对心音的影响(如需要研究呼吸与心音关系者,另当别论)。心音图振幅宜调节至 15～20mm。检查时室内要温暖、安静(最好有隔音设施),记录时不要说话、走路,以免出现噪声等干扰。

2. 心音图的特性

心音发生在心动周期的某些特定时期,其音调和持续时间也有一定的规律。正常心脏搏动可产生 4 个心音,即第一、第二、第三和第四心音(图 5-7-4)。在多数情况下,人们只能听到第一和第二心音(图 5-7-5)。在某些健康儿童和青年人可听到第三心音, 40 岁以上的健康人可能出现第四心音。在某些心脏疾病时可产生杂音或其他异常心音。因此,听取心音或记录心音图对于心脏疾病的诊断有一定意义。

第一心音(S_1): 相当于心电图上 QRS 波开始后 $0.02～0.04s$,占时 $0.08～0.135s$,是由心室收缩,二尖瓣关闭,三尖瓣关闭与心室收缩时,血流进入大血管引起的。

第二心音(S_2): 相当于心电图上 T 波终末部,是由心室舒张时心室壁振动,主动脉瓣与肺动脉瓣关闭和房室瓣开放时血流自心房进入心室引起的。

第三心音(S_3): 相当于心电图上 T 波以后距 S 为 $0.12～0.20s$,占时 $0.05s$,频率、振幅低,是由心室快速充盈,心室壁振动引起的。

第四心音(S_4): 相当于心电图 P 波后 $0.18～0.14s$,振幅低,是由心房收缩时血流急速进入心室,振动心室壁而引起的。

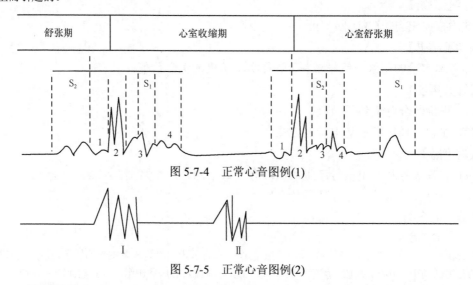

图 5-7-4　正常心音图例(1)

图 5-7-5　正常心音图例(2)

3. 心音图临床意义

心音图可以真实地记录正常心音、额外心音及心脏杂音。心音图和心脏听诊同时应用可以取长补短。

(1) 心音增强或减弱:

第一心音增强: 见于甲状腺功能亢进、高热、二尖瓣狭窄与心室肥厚。

第一心音减弱: 见于心肌炎、心肌梗死、二尖瓣关闭不全与主动脉关闭不全。

主动脉瓣区第二心音减弱: 见于高血压、主动脉硬化。

肺动脉瓣区第二心音增强: 见于二尖瓣狭窄、左心功能不全与左向右分流的先天性心脏病。

主动脉瓣区第二心音减弱: 见于主动脉瓣狭窄或关闭不全。

肺动脉瓣区第二心音减弱: 见于肺动脉瓣狭窄或关闭不全。

(2) 心音分裂:

第一心音分裂: 由二尖瓣和三尖瓣的关闭时间有同步, 相差 0.04s 以上造成的。常见于右侧束支传导阻滞。

第二心音分裂: 由主动脉瓣和肺动脉瓣的关闭时间不同步, 相差 0.035s 以上所致。常见于二尖瓣狭窄、房间隔缺损、动脉导管关闭、右束支传导阻滞、原发性肺动脉扩张等。

(3) 杂音:

1) 杂音程度

高振幅: 大于第一心音。

低振幅: 小于第一心音的 1/3。

中振幅: 介于高、低振幅之间。

极低振幅: 轻微的振动。

2) 杂音形态: 可分为一贯型、递减型、递增型、菱型与不定型几种。

3) 杂音种类及其临床意义

舒张期狭窄性杂音: 低频率、递增型, 多在舒张中期。常见于二尖瓣狭窄。

舒张期反流性杂音: 高频率、递减型。常见于主动脉瓣关闭不全与肺动脉瓣关闭不全。

收缩期反流性杂音: 高频率、一贯型占据全收缩期。常见于二尖瓣关闭不全或三尖瓣关闭不全。

收缩期喷射性杂音: 中高频率、振幅呈菱形。常见于主动脉瓣狭窄、肺动脉瓣狭窄、室间隔缺损等。

连续性杂音: 中频率、递增型, 占全部收缩期与舒张期, 常见于动脉导管未闭。

4. 附加音

(1) 收缩早期喷射音: 第一心音后高频、高振幅的短促附加音。由收缩早期心室射血至大血管时, 正在打开的瓣膜突然停顿而引起的振动。见于肺动脉高压、肺动脉扩张、肺动脉瓣狭窄、主动脉瓣狭窄、高血压等。

(2) 收缩中晚期喀喇音: 为高频、时间短促的附加音。由于收缩期二尖瓣突入左心房, 使腱索与瓣膜紧张所引起。见于二尖瓣脱垂、冠心病、乳头肌功能不全等。

(3) 舒张早期奔马律(室性奔马律): 第二心音开始后 0.15～0.17s, 由血液冲击有病变的左心室壁引起。见于急性左心衰竭、心肌炎、心肌梗死等。

(4) 收缩期前奔马律(房性奔马律): 频率低, 由心室舒张末期压增高和左室壁顺应性降低所引起。见于冠心病、左心功能不全等。

(5) 开瓣音: 频率高、历时短。由舒张早期房室瓣开放突然停止所引起。见于二尖瓣狭窄瓣膜尚有弹性者。

(6) 心包叩击音: 频率、振幅低, 于第二心音后。由于心包舒张受限, 心室扩张突然停止而心室壁振动引起, 见于心包炎。

(苏爱华)

实验 5-8 人体阻抗频率特性的测定

【实验目的】

(1) 了解人体阻抗的分布情况。

(2) 测量人体阻抗的频率特性。

【实验器材】

直流稳压电源、音频信号发生器、万用电表、固定电阻、电极和导线等。

【实验原理】

人体是一个组织结构非常复杂的导体。通过测定发现：人体阻抗是电流频率的函数，而且它具有容性阻抗的特点。

1. 皮肤阻抗

皮肤的最外层是表皮，包括角质层和汗腺孔，下面是真皮及皮下组织，其中有大量的血管。真皮及皮下组织的导电性较好，可将它模拟为纯电阻 R。而皮肤的阻抗大小主要取决于角质层，因为角质层的阻抗非常大，相当于一层很薄的绝缘膜，类似于电容器的介质，真皮和电极片则类似于电容器的两个极板。由于汗腺孔能通过少量的离子，相当于漏电的电容器，所以把表皮模拟为一个纯电容 C_1 和一个纯电阻 R_1 的并联。于是表皮阻抗的表达式为 $Z = \dfrac{R_1}{\sqrt{1+(\omega R_1 C_1)^2}}$。

2. 深部组织的阻抗

深部组织的阻抗远远小于皮肤阻抗，其导电性能取决于其组成成分。体内有各种生物膜(如细胞膜)把两种导电性很好的溶液分隔开，膜对于某些离子易渗透，对另一些离子不易渗透，所以，可把生物膜模拟为电学中的漏电电容，即膜电容 C 和膜电阻 R 的并联膜阻抗；另外，细胞间质导电性强，可模拟为纯电阻 R_1。因此，可把深部组织看成电阻(R 和 R_1)与电容 C 的组合，同样，其总阻抗值随电流频率的增加而减小。

综上所述，人体阻抗是皮肤阻抗和其他组织阻抗的综合效应，是由大小不同的电阻和电容组合而成的复杂电路。影响人体阻抗的主要因素是人体的组织成分、电流频率和皮肤的湿润程度。此外，实际测量时人体阻抗还受电极与皮肤接触电阻的影响。人体阻抗的等效电路如图 5-8-1 所示。

【实验步骤】

1. 人体手臂直流阻抗的测量

实验装置如图 5-8-2 所示。用消毒酒精清洗皮肤表面，再用电极夹住蘸有 0.1%NaCl 溶液的纱布，固定在人体手臂上。如图 5-8-2，电源用直流稳压电源，使其输出为 5.0V。此时，图中

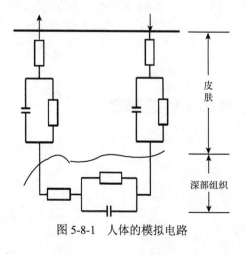

图 5-8-1　人体的模拟电路

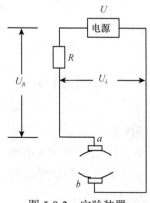

图 5-8-2　实验装置

电阻 $R = R_1 = 1.0 \times 10^4 \Omega$。如图连接好电路，待电路稳定一段时间(5min)后，用数字式万用表分别测出 U_{ab} 和 U_{R_1}。

由欧姆定律可知

$$I = \frac{U_{R_1}}{R_1} = \frac{U_{ab}}{Z_1}$$

所以，人体手臂的直流阻抗

$$Z_1 = \frac{U_{ab}}{U_{R_1}} R_1$$

由此可见，分别测量出 U_{ab} 和 U_{R_1}，再利用上式可计算出人体手臂的直流阻抗。反复测量 6 次以上，将实验数据列表记录。

2. 人体手臂交流阻抗的测量

把实验装置中的直流稳压电源换成信号发生器。先将信号发生器的输出衰减旋钮放在 40dB 挡，并把输出细调旋钮调到零位，打开电源开关，预热 5min 以上。接通电路，逐渐增大输出使之达到 40mV(用晶体管毫伏表或高精度数字式万用表测量)。此时，图中电阻 $R = R_2 = 5.1 \times 10^3 \Omega$。然后，改变信号发生器的频率(频率范围 $50 \sim 10^5 \, Hz$)，并保持输出电压不变，分别测出 U_{ab} 和 U_{R_2}。

同样，根据欧姆定律可知，人体手臂的交流阻抗 $Z_2 = \dfrac{U_{ab}}{U_{R_2}} R_2$。

计算出手臂的交流阻抗，反复测量 6 次以上(同时改变输入频率 f)，并将实验数据列表记录。

【实验记录】

自行设计表格记录实验结果。

【实验结论】

(1) 计算出人体直流阻抗的测量值。

1) 平均值 $\overline{Z_1} = \dfrac{\overline{U_{ab}}}{\overline{U_{R_1}}} R_1$。

2) 相对误差 $E = \dfrac{\Delta U_{ab}}{\overline{U_{ab}}} + \dfrac{\Delta U_{R_1}}{\overline{U_{R_1}}}$。

3) 绝对误差 $\Delta Z_1 = E \overline{Z_1}$。

4) 测量结果 $Z_1 = \overline{Z_1} \pm \Delta Z_1 = $ _____。

(2) 画出人体手臂交流阻抗的 $Z_2 - \lg f$ 曲线(注意：将各点连成光滑曲线，不要连成折线，如果个别测量点远离曲线可舍去)，说明人体阻抗的频率变化规律和人体阻抗呈何种性质。

【思考题】

(1) 人体皮肤阻抗的特点是什么？

(2) 为什么潮湿的手比干燥的手更容易触电？

(奉　娇)

参 考 文 献

安毓英, 曾晓东. 2004. 光电探测原理. 西安: 西安电子科技大学出版社.

东南大学等七所工科院校. 2002. 物理学(下册). 北京: 高等教育出版社.

高斌, 王洪雷. 2014. 医学物理学实验. 北京: 科学出版社.

贾伯年, 俞朴, 宋爱国. 2007. 传感器技术. 南京: 东南大学出版社.

龙作友, 杨应平, 胡又平. 2006. 大学物理实验. 武汉: 武汉理工大学出版社.

沈元华, 陆申龙. 2003. 基础物理实验. 北京: 高等教育出版社.

宋玉海, 梁宝社. 2006. 大学物理实验. 北京: 北京理工大学出版社.

王洪雷. 2018. 医学物理学实验. 武汉: 湖北科技出版社.

熊兴良, 陈龙聪. 2014. 医学物理学. 北京: 科学出版社.

熊永红. 2004. 大学物理实验. 武汉: 华中科技大学出版社.

张三慧. 2004. 大学基础物理学(下册). 北京: 清华大学出版社.

附录

基本物理常量

附表1 国际单位制

	物理量名称	单位名称	单位符号		用其他SI单位表示式
			中文	国际	
基本单位	长度	米	米	m	
	质量	千克	千克	kg	
	时间	秒	秒	s	
	电流	安培	安	A	
	热力学温标	开尔文	开	K	
	物质的量	摩尔	摩	mol	
	光强度	坎德拉	坎	cd	
辅助单位	平面角	弧度	弧度	rad	
	立体角	球面度	球面度	sr	
导出单位	面积	平方米	米^2	m^2	
	速度	米每秒	米/秒	m/s	
	加速度	米每二次方秒	米/秒^2	m/s^2	
	密度	千克每立方米	千克/米^3	kg/m^3	
	频率	赫兹	赫	Hz	s^{-1}
	力	牛顿	牛	N	m·kg/s^2
	压力、压强、应力	帕斯卡	帕	Pa	N/m^2
	功、能量、热量	焦耳	焦	J	N·m
	功率、辐射通量	瓦特	瓦	W	J/s
	电量、电荷	库仑	库	C	A·s
	电势、电压、电动势	伏特	伏	V	W/A
	电容	法拉	法	F	C/V
	电阻	欧姆	欧	Ω	V/A
	磁通量	韦伯	韦	Wb	V·s
	磁感应强度	特斯拉	特	T	Wb/m^2
	电感	亨利	亨	H	Wb/A
	光通量	流明	流	lm	
	光照度	勒克斯	勒	lx	lm/m^2
	黏度	帕斯卡秒	帕·秒	Pa·s	
	表面张力	牛顿每米	牛/米	N/m	
	比热容	焦耳每千克开尔文	焦/(千克·开)	J/(kg·K)	
	热导率	瓦特每米开尔文	瓦/(米·开)	W/(m·K)	
	电容率(介电常量)	法拉每米	法/米	F/m	
	磁导率	亨利每米	亨/米	H/m	

附表2 基本物理常数1986年国际推荐值

量	符号	数值	单位	不确定度/×10^{-6}
光速	c	299 792 458	m/s	(精确)
真空磁导率	μ_0	$4\pi \times 10^{-7}$	N/A	(精确)
真空介电常量, $1/\mu_0 c^2$	ε_0	8.854 187 817···	10^{12} F/m	(精确)
牛顿引力常量	G	6.672 59(85)	10^{11} m³/(kg·s²)	128
普朗克常量	h	6.626 075 5(40)	10^{-34} J·s	0.60
基本电荷	e	1.602 177 33(49)	10^{-19} C	0.30
电子质量	m_e	0.910 938 97(54)	10^{-30} kg	0.59
电子荷质比	$-e/m_e$	−1.758 819 62(53)	10^{11} C/kg	0.30
质子质量	m_p	1.672 623 1(10)	10^{-27} kg	0.59
里德伯常量	R_∞	10 973 731.534(13)	m^{-1}	0.0012
精细结构常数	a	7.297 353 08(33)	10^{-3}	0.045
阿伏伽德罗常量	N_A, L	6.022 136 7(36)	10^{23} mol^{-1}	0.59
气体常量	R	8.314 510(70)	J/(mol·K)	8.4
玻尔兹曼常量	k	1.380 658(12)	10^{23} J/K	8.4
摩尔体积(理想气体)T=273.15K; p=101325Pa	V_m	22.414 10(29)	L/mol	8.4
圆周率	π	3.141 592 65		
自然对数底	e	2.718 281 83		
对数变换因子	$\log_e 10$	2.302 585 09		

附表3 20℃时常见固体和液体的密度

物质	密度ρ/(kg/m³)	物质	密度ρ/(kg/m³)
铝	2698.9	窗玻璃	2400～2700
铜	8960	冰(0℃)	800～920
铁	7874	石蜡	792
银	10500	有机玻璃	1200～1500
金	19320	甲醇	792
钨	19300	乙醇	789.4
铂	21450	乙醚	714
铅	11350	汽油	710～720
锡	7298	氟利昂-12	1329
水银	13546.2	变压器油	840～890
钢	7600～7900	甘油	1260
石英	2500～2800	食盐	2140
水晶玻璃	2900～3000		